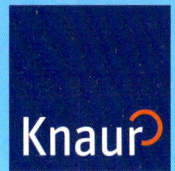

Astrid Schobert

Kochmuffel
und trotzdem schlank

Abnehmen für Eilige

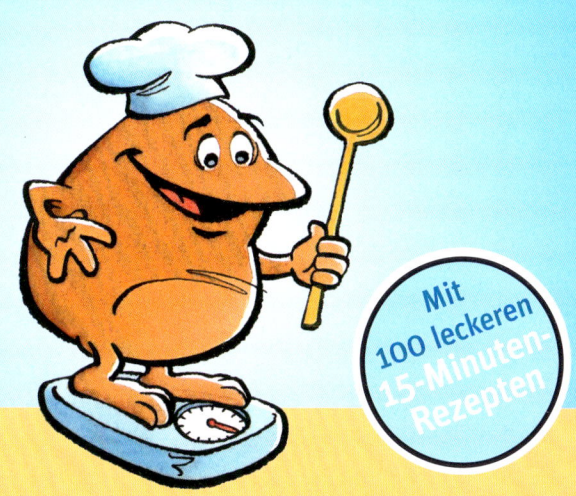

Mit 100 leckeren 15-Minuten-Rezepten

www.knaur-ratgeber.de

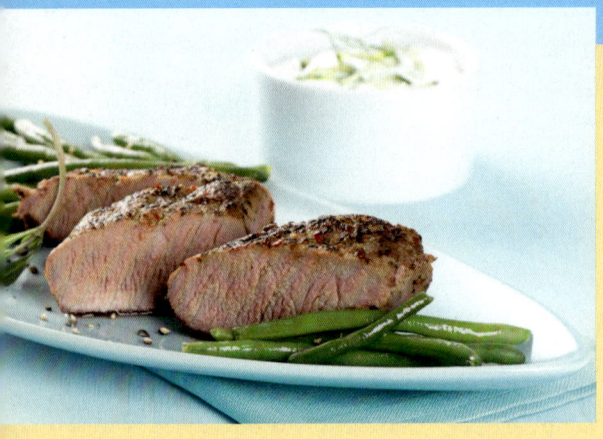
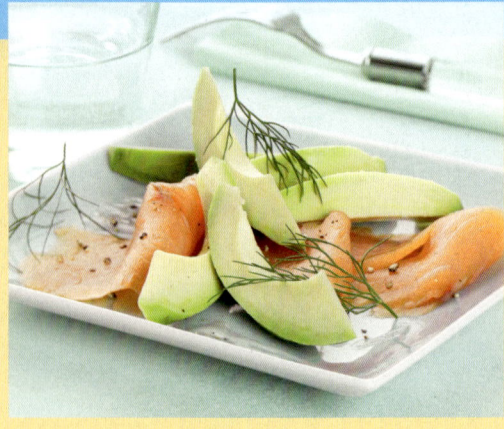

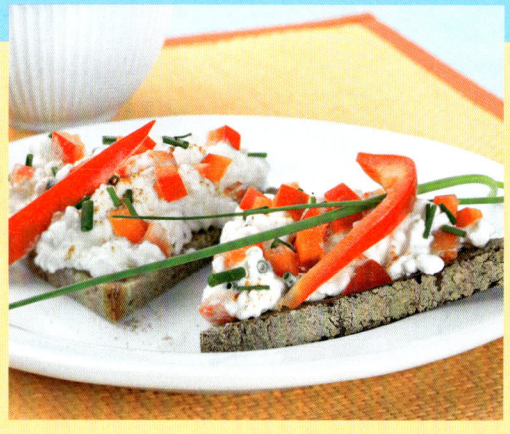
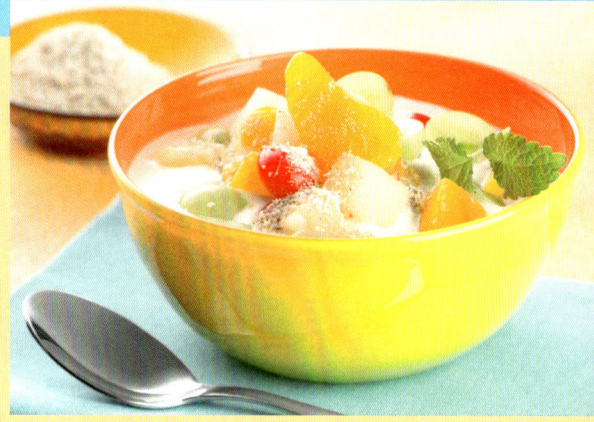

Liebe Leserin, lieber Leser, oder darf ich schon lieber Kochmuffel sagen?

Sie essen gerne auf die Schnelle oder einfach unterwegs, weil die Zeit irgendwie ständig knapp ist? Damit liegen Sie völlig im Trend, denn noch nie war das Angebot an Fertiggerichten, Imbissmöglichkeiten und Bringdiensten so groß wie heute. Das Kochen in den eigenen vier Wänden ist in der heutigen Zeit fast schon aus der Mode gekommen, und dieser Trend wird sich auch weiter fortsetzen.

Trotzdem boomen Kochsendungen im Fernsehen wie nie zuvor, denn man schaut einfach gerne zu, wenn die Meister des Kochhandwerks ihre Messer tanzen lassen. Zum Gang an den eigenen Herd führt das aber in der Regel nicht. Da zappt man doch lieber auf den nächsten TV-Kanal und schiebt sich in der Zwischenzeit ein Fertiggericht in die Mikrowelle. Das ist zunächst ja noch kein Drama, aber oft der Anfang von massiven Gewichtsproblemen, denn viele dieser Produkte strotzen nur so vor Fett und schnell verfügbaren Kohlenhydraten. Genau hier sitzen die Übeltäter, die viele Deutsche so dick werden lassen.

Unser Körper kann nicht aus seiner Haut

Das Verhalten, überflüssige Energie aus der Nahrung zu speichern und gut zu bewachen, hat sich im Laufe unserer Entwicklungsgeschichte als Überlebensstrategie bestens bewährt. Immer wieder mussten unsere Vorfahren magere Zeiten überstehen und von den eigenen Reserven leben. Auch heute ist dieses Verhalten ganz fest in unseren Genen verankert. Inzwischen hat sich aber einfach viel verändert, denn wir bewegen uns bei weitem nicht mehr so viel wie frühere Generationen.

Hier treffen zwei Faktoren zusammen, die unseren Körper einfach überfordern und die Fettpölsterchen geradezu mästen: Ein Überfluss an hochverarbeiteten Lebensmitteln, die reichlich Energie liefern, und ein Bewegungsmangel, der unserem Organismus gar keine Chance gibt, diese Energie auch zu verbrennen.

Kopf hoch – es gibt immer eine Lösung

Viele Menschen, die gerne wieder etwas schlanker sein möchten, stehen ratlos vor dem Problem. Diese Situation kenne ich nur zu gut, denn mir ist es genauso ergangen: Ein Bürojob mit ständiger Hektik lässt auch eine Ernährungswissenschaftlerin die graue Theorie vergessen. Daher kann ich sehr gut nachfühlen, wie man sich in dieser Lage fühlt und warum so viele Menschen schließlich resignieren. Man hungerte sich so durch den Tag, bis sich schließlich der Heißhunger meldet, und der ist dann einfach stärker als jeder gute Vorsatz. Nach einem stressigen Tag möchte man sich ja auch ein wenig belohnen, und was liegt da näher als ein gutes Essen und ein kühles Bier zur Entspannung. Aber irgendwann kommt ein Punkt, an dem man einfach etwas ändern möchte.

Bei mir war das ein Schwimmbadbesuch, denn da stand »Er«! Nein, nicht Adonis in der Badekluft, sondern ein schon leicht in die Jahre gekommener Spiegel. Trotzdem erfüllte er noch seinen Zweck. Die Spuren von Gummibärchen, Schokoriegeln und schnellen Snacks im Büro waren nicht zu übersehen. Die Frau im Spiegel war mir völlig fremd, und das sollte sich wieder ändern.

Als Lösung habe ich dieses Abnehmkonzept nach den modernsten Erkenntnissen der Ernährungswissenschaft entwickelt. Eigentlich nicht für Sie, sondern ganz eigennützig für mich. Durch das Prinzip sind bei mir 15 Kilogramm Speck auf der Strecke geblieben, und ich halte dieses Gewicht seit Jahren ganz mühelos. Dabei war es mir besonders wichtig, keinen Hunger zu haben, denn nagender Hunger oder Heißhungerattacken sind das sichere Ende eines jeden Abnehmversuchs.

Abnehmen muss zu Ihrem Alltag passen

Mit sichtbar weniger Pfunden auf den Hüften wurde ich immer wieder darauf angesprochen, wie man das mit dem Abnehmen auch schaffen kann. Also habe ich alles aufgeschrieben und die Rezepte weitergegeben. Inzwischen konnte sich mit dieser Methode eine ganze Reihe von Mitmenschen von ihrem Hüftgold befreien. Die Begeisterung war groß, weil alle prima abgenommen haben – und keiner dabei hungern musste. Auch der größte Skeptiker – mein Ehemann – ist dank meines Konzepts jetzt einige Kilo leichter, und es hat ihm sogar geschmeckt.

Für meine Internetseite www.typendiät.de habe ich dann weiter an der Kochmuffel-Diät gefeilt und inzwischen ist das Programm auch richtig alltagstauglich. Jetzt bin ich sehr stolz darauf, dass der Kochmuffel Karriere macht und es schon zu einem eigenen Buch gebracht hat.

Also, wenn Sie ein bekennender Kochmuffel sind und mit Spaß abnehmen möchten, dann sind Sie hier genau richtig. Ich wünsche Ihnen viel Erfolg auf Ihrem Weg zum Wunschgewicht und vor allem einen guten Appetit!

Ihre Astrid Schobert
Diplom-Oecotrophologin

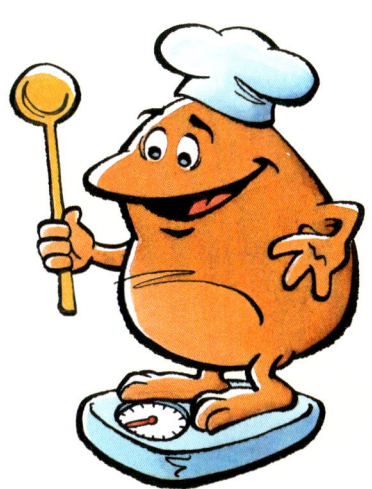

Kochmuffel

(coquinus mufflius)

Das muntere, zuweilen auch etwas gefräßige Kerlchen stillt seinen Appetit am liebsten ohne großen Arbeitseinsatz. Sein typisches Erkennungsmerkmal ist daher das Verzehren von Tiefkühlkost, Dosenfutter und Fast Food.

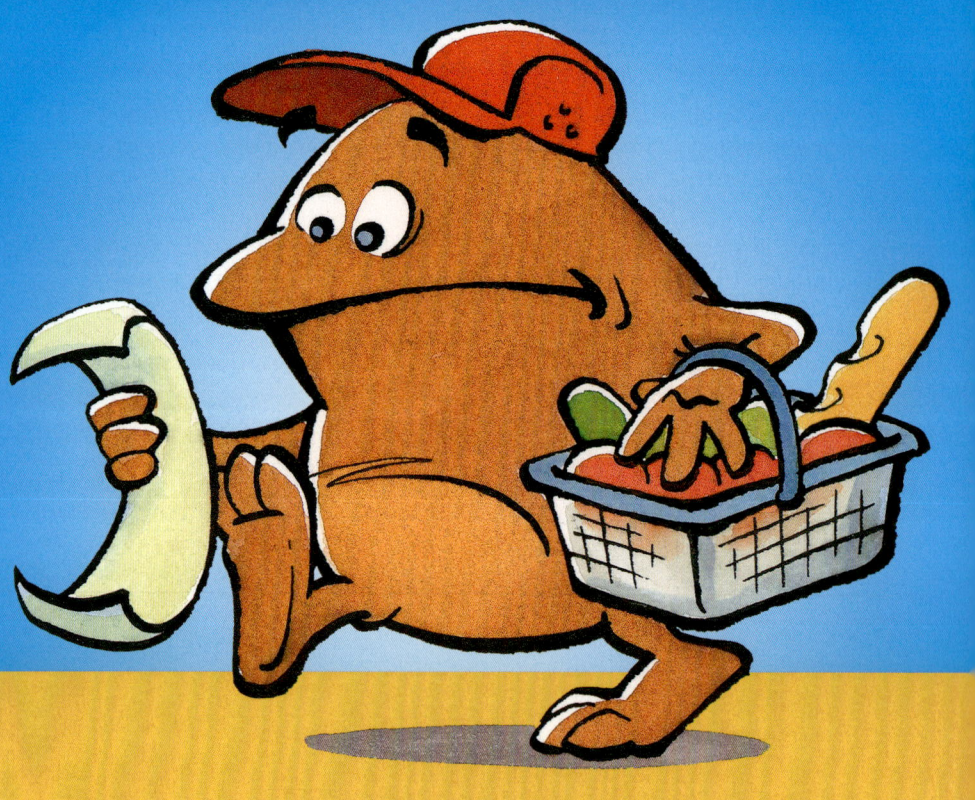

Kennen Sie die Kochmuffel-Diät? So geht's!

Kapitel 1

Was steckt hinter der Kochmuffel-Diät?

Die Kochmuffel-Diät macht endlich Schluss mit den Zeiten von kargen Hungerkuren. Denn Ernährungsexperten sind sich heute einig: Erfolgreiches Abnehmen funktioniert nur mit einem vollen Bauch. Erst wenn der Körper bestens mit allen Nährstoffen versorgt ist, gibt er schließlich seine Fettreserven als Energiequelle frei.

Wie der Körper seine Pfunde bewacht

Viele Blitzdiäten und Crash-Kuren machen große Versprechen: »Fünf Kilo in drei Tagen« oder »Zehn Kilo in vier Wochen«. Dabei sind diese Hungerkuren nicht nur sinnlos, sondern purer Stress für den Körper. Der hohe Gewichtsverlust am Anfang solcher Abnehmprogramme weckt Hoffnungen auf einen schnellen Erfolg.
Tatsächlich beruht dieser Gewichtsverlust aber darauf, dass vermehrt Körperwasser ausgeschwemmt wird. Glauben Sie diesen Versprechen nicht, denn selbst bei einer radikalen Nulldiät benötigt unser Körper drei bis vier Tage, um ein Kilogramm Körperfett einzuschmelzen.

Diätfrust durch das ständige Auf und Ab

Unser Organismus verfügt über einen ausgesprochen hochentwickelten Überlebensdrang. Jeder plötzliche Energiemangel löst eine Art Panik im Stoffwechsel aus. In solchen »Notzeiten« zieht unser Körper dann alle Register, die er im Laufe der Evolution erlernt hat und die fest in unseren Genen verankert sind, um mit weniger Energie auszukommen. Wie ein moderner Motor kann er seine Leistung extrem stark drosseln. Verschiedene Sparmechanismen führen schließlich dazu, dass unser Energieverbrauch deutlich sinkt. Denn die Fettpölsterchen sind wohlbehütete Energiereserven, die das Überleben in »mageren Zeiten« ermöglichen. Als Folge verbrauchen wir einfach weniger Kalorien – und das auf Dauer. Der sogenannte Grundumsatz sinkt förmlich in den Keller.

Was genau ist denn der Grundumsatz?
Dieser Begriff steht für die Energiemenge, die wir ohne Bewegung für die ganz normalen Körperfunktionen, wie z. B. Atmung, Herzschlag und Körpertemperatur, benötigen.

Jeder radikale Angriff auf die Fettreserven führt also zu der höchst unbefriedigenden Situation, dass wir nach einer solchen Blitzkur mit deutlich weniger Energie auskommen als vorher. Dieser Effekt ist übrigens bei jedem Menschen sehr unterschiedlich stark ausgeprägt. Am besten funktioniert das bei den sogenannten »guten Futterverwertern«, die entwicklungsgeschichtlich in schlechten Zeiten die besten Überlebenschancen hatten.

Dick durch Diäten

Diese missliche Situation lässt sich noch steigern, indem man immer wieder auf die neueste Crash-Diät setzt, um abzuspecken. Mit jeder dieser Diäten wird der Stoffwechsel träger, und die überflüssigen Pfunde sitzen immer hartnäckiger auf den Hüften. Das empfindliche Kontrollsystem in unserem Körper bemerkt aber sofort, wenn die »mageren Zeiten« vorbei sind und der Nachschub nach einer Diät wieder anrollt. Sein Schlachtplan lautet dann: Die geplünderten Fettreserven so schnell wie möglich wieder aufzufüllen oder besser noch zusätzliche Reserven anzulegen, denn dass die nächste »Hungersnot« kommt, hat er ja inzwischen gelernt.

Der Jo-Jo-Effekt ist schuld

Mit jeder neuen Blitzdiät wird unser Körper noch wachsamer und beobachtet seine Fettreserven mit Argusaugen. Durch den sogenannten Jo-Jo-Effekt schaukelt sich das Gewicht von Diät zu Diät immer weiter hoch und führt schließlich zu einem echten Diätfrust: Man ist eigentlich ständig »auf Diät«, rechnet bei jedem Happen gleich die Kalorien aus und wird die Fettröllchen trotzdem nicht los. Ihr Körper schlägt Ihnen hier ein richtiges Schnippchen und kommt einfach mit immer weniger Essen über die Runden.

Den Organismus überlisten

Genau an dieser Stelle überlisten Sie Ihren Organismus mit dem Abspeckprinzip des Kochmuffels: Er wird so gut mit Nährstoffen versorgt und muss ständig arbeiten, um das Essen zu verwerten, dass er gar nicht bemerkt, dass eigentlich die »mageren Jahre« – im wahrsten Sinne des

Tipp

Schluss mit dem Kalorienwahn

Mein Abspeckprogramm macht Schluss mit dem lästigen Kalorienzählen. Die Praxis zeigt, dass gerade füllige Menschen mit einer wahren Leidenschaft Kalorien zählen, Diät-Produkte kaufen und ständig neue Crash-Diäten ausprobieren. Überflüssigen Kilos rückt man damit offensichtlich nicht dauerhaft zu Leibe. Essen Sie einfach meine leckeren Gerichte und vergessen Sie die ganze Rechnerei!

Wortes – schon angebrochen sind. Dieses Prinzip ist auch der Grund, warum Sie nach der Kochmuffel-Diät nicht wieder so schnell zunehmen, sondern Ihr Gewicht ganz leicht halten können. Endlich Schluss mit dem Jo-Jo-Effekt!

Was passiert bei dieser Diät?

Hier lernen Sie einen etwas anderen Weg der gesunden Ernährung kennen, der den Stoffwechsel ankurbelt und Sie so richtig in Form bringt. Denn der Kochmuffel weiß, wie es geht:

◆ Aktiver Stoffwechsel für hohe Leistungsfähigkeit
◆ Hoher Energieverbrauch für dauerhaften Erfolg
◆ Normalisierung des Hormons Insulin
◆ Konstanter Blutzuckerspiegel gegen Heißhungerattacken
◆ Gezieltes Abschmelzen der Fettdepots
◆ Schutz vor dem Abbau von Muskelmasse

Warum man mit dieser Diät so gut abnimmt

Dieses Programm hat verschiedene Ansätze, die dazu führen, dass Sie Ihre Pfunde verlieren und sich trotzdem gesund und fit fühlen. Dabei kommt es zu einer Stoffwechselumstellung, die den Körper ständig dazu herausfordert, seine wohlbehüteten Fettreserven anzugreifen. Das Prinzip

basiert auf den aktuellen Erkenntnissen der Ernährungswissenschaft. Dabei werden einzelne Nährstoffe so kombiniert, dass der Körper viel arbeiten muss, um die Energie aus dem Essen auch tatsächlich nutzen zu können. Ein aktiver Stoffwechsel verhindert, dass der Körper seine Funktionen auf Sparflamme schaltet, und ist somit die Basis für das gezielte Abschmelzen der Depotfette, die sich als ungeliebte Röllchen und Dellen zeigen. Dazu muss der Körper große Essensportionen verarbeiten, denn das verbraucht Kalorien, hält den Darm auf Trab und macht nebenbei wohlig satt.

So bringen Sie den Stoffwechsel in Fahrt

Der aktive Stoffwechsel ist das erste Ziel, das Sie bei diesem Programm erreichen sollten. Wenn Ihr Körper so richtig in Fahrt kommt, purzeln auch die ungeliebten Pfunde wie von Zauberhand. Hier erfahren Sie, wie es funktioniert.

1. Den Blutzuckerspiegel stabilisieren
Viele Menschen mit Übergewicht leiden unter starken Blutzuckerschwankungen. Steigt der Zuckerspiegel im Blut sprunghaft an, schüttet der Körper das Hormon Insulin aus. Dieses Hormon bewirkt zunächst, dass der Zucker in jeder einzelnen Körperzelle als Energiequelle genutzt werden kann. Ist der Zucker aber verbraucht, wird das fleißige Hormon arbeitslos. Also kreist es weiter im Blut und fordert Nachschub. Der Stoffwechsel schreit jetzt regelrecht nach Zucker. Heiß-

hunger auf Süßes ist dann eine typische Folge.

Ziel dieses Abspeckprogramms ist unter anderem, einen möglichst ausgeglichenen Blutzuckerspiegel zu gewährleisten – die Basis für hohe Leistungsfähigkeit und gute Stimmung sowie ein optimaler Schutz vor Heißhungerattacken. Durch den Verzicht auf schnell verfügbare Kohlenhydrate (Zucker, Stärke) wird der Stoffwechsel nicht mehr mit der Energiequelle Zucker überflutet. Das führt zu einem stabilen Blutzuckerspiegel – und der hält nicht nur die Fettzellen schlank, sondern lässt auch die Pfunde purzeln.

2. Das Insulin in den Griff bekommen

Hat sich der Blutzuckerspiegel erst einmal eingependelt, wird das Masthormon Insulin nicht mehr in übermäßigen Mengen ausgeschüttet. Das erleichtert den Abbau von körpereigenen Fettreserven gleich zweifach: Ein hoher Insulinspiegel fördert, dass überschüssige Kalorien aus der Nahrung in Form von Fett gespeichert werden. Gleichzeitig bewacht das Hormon aber auch die Fettreserven im Körper und behindert so das Abschmelzen der Depotfette.

3. Die Nahrungsfette auf Umwege führen

Fette, die wir mit der Nahrung aufnehmen, verbrennen in unserem Stoffwechsel »im Feuer der Kohlenhydrate« – so steht es bereits in Schulbüchern. Stehen dem Körper aber keine großen Mengen an schnell verfügbaren Kohlenhydraten zur Verfügung, ist er gezwungen die Fette aus der Nahrung auf anderen Wegen als Energiequelle zu nutzen. Dieser »Umweg« ist für unseren Organismus ein echtes Verlustgeschäft, denn dabei bleibt ein Teil der Energie (Kalorien) auf der Strecke.

4. Das Eiweiß als Energiequelle nutzen

Dieses Programm basiert auf einer guten Versorgung mit hochwertigem Eiweiß. Fehlt dem Körper während einer Diät der lebenswichtige Baustoff Eiweiß aus der Nahrung, greift er auf seine eigenen Reserven zurück. Als Folge wird Muskelmasse abgebaut, was man beim Abspecken unbedingt vermeiden möchte, denn es soll ja ganz gezielt den Fettpölsterchen an den Kragen gehen.

Will der Körper aber Eiweiß aus der Nahrung als Energiequelle nutzen, muss er zunächst einmal reichlich Energie (Kalorien) investieren. So »verheizen« wir nach einer eiweißreichen Mahlzeit viel mehr Energie als nach einem fett- oder kohlenhydratreichen Essen.

Nimmt man beispielsweise 100 Kalorien in Form von Eiweiß auf, verbrennt der Körper etwa 18 bis 25 Prozent dieser Energie für die Verwertung. Zum Vergleich: Bei Fett sind es nur zwei bis vier, bei Kohlenhydraten vier bis sieben Prozent der aufgenommenen Energie. Eiweißreiche Lebensmittel, wie z. B. Fisch, Fleisch oder Eier, enthalten aber auch kaum Kohlenhydrate und belasten daher den Blutzuckerspiegel nicht. Das unterstützt den aktiven Stoffwechsel, den wir uns bei einer Diät wünschen.

5. Reichlich Obst, Gemüse und Hülsenfrüchte

Der Kochmuffel setzt große Obst- und Gemüseportionen und oft einmal Hülsenfrüchte auf den Speiseplan. Diese Lebensmittel erfordern viel Verdauungsarbeit von unserem Körper, und das verbraucht Energie. Außerdem liefern sie viele sogenannte Ballaststoffe, die im Magen-Darm-Trakt aufquellen und ein gutes und langanhaltendes Sättigungsgefühl auslösen.

Fett – der Dickmacher Nr. 1?

Fett macht fett – das gilt aus wissenschaftlicher Sicht schon lange nicht mehr. Weltweit essen die Menschen immer weniger Fett und werden trotzdem immer dicker. Ernährungswissenschaftler sind den wahren Dickmachern jetzt auf die Spur gekommen: Die sogenannten »schlechten« Kohlenhydrate überfluten den Körper regelrecht mit schnell verfügbarer Energie. Zucker und üppige Portionen an Weißbrot, Nudeln, Reis und mächtige Kartoffelgerichte hinterlassen ihre Spuren auf den Hüften.

Dieses Programm setzt daher auf Kohlenhydrate, die nicht ins Blut schießen, sondern sehr langsam vom Körper verarbeitet werden. »Slow Carb« genießen, also langsam verfügbare Kohlenhydrate essen, das ist ein Ansatz der Kochmuffel-Diät. Und gleichzeitig zeigt Ihnen der Kochmuffel, wie Sie in die richtigen Fetttöpfchen greifen. Denn hochwertige Fette machen nicht fett, sondern fit, da sie wichtig sind für die Funktion von Hormonen und Nerven.

Die Übeltäter heißen Kohlenhydrate

Kohlenhydrate bestehen aus unterschiedlichen Zuckerbausteinen. Je nachdem, wie diese Bausteine zusammengesetzt sind, freut sich unser Körper dann über schnell verfügbare Energie, die er mit wenig Verdauungsarbeit nutzen kann: Die Bausteine aus Zucker oder Stärke (z. B. aus Weißbrot, Nudeln, Reis, Kartoffeln) strömen direkt ins Blut und versorgen jede einzelne Körperzelle rasch mit Energie. Für Ausdauersportler ist das die Basis einer hohen und langen körperlichen Leistungsfähigkeit – beim Abnehmen aber ein echter Klotz am Bein. Denn überflüssige Energie, die nicht verbraucht wurde, wandert dann direkt in unsere Depots – und die zeigen sich dann schließlich als ungeliebtes Hüftgold.

Masthormon Insulin überlisten

Blutzuckerschwankungen fängt unser Organismus durch das Hormon Insulin ab, das zunächst für eine Umwandlung von Zucker in Energie sorgt. Häufige Schwankungen des Zuckerspiegels im Blut können schließlich dazu führen, dass der Körper ständig zu viel Insulin produziert.

Untersuchungen zeigen, dass gerade Menschen, die ständig mit überflüssigen Pfunden kämpfen, häufig einen erhöhten Insulinspiegel haben. Insulin entwickelt sich dann zu einem wahren Masthormon. Denn es fördert nicht nur das Auffüllen der Fettspeicher, sondern bewacht auch die Fettpölsterchen vor dem Einschmelzen. Ein ausgeglichener Insulinspiegel ist daher das A und O beim Abnehmen – und dafür sorgt die Kochmuffel-Diät.

Abnehmen im Schlaf?

Abnehmen, das funktioniert nur im Takt mit unserem Biorhythmus, der bei jedem Menschen etwas unterschiedlich ausgeprägt ist. In unseren Genen ist aber bereits festgelegt, dass der Mensch im Gegensatz zu vielen Tieren tagsüber aktiv ist. Entsprechend funktioniert auch der menschliche Stoffwechsel: Der tägliche Wechsel von Hell und Dunkel, aber auch jahreszeitliche Schwankungen von Licht und Temperatur steuern unsere innere Uhr.

Nutzen Sie den Biorhythmus

Wer sich im Takt des Körpers ernährt, kann sich bald über mehr körperliches und geistiges Leistungsvermögen freuen:

Tipp

Am Abend auf Bewegung setzen
Körperliche Bewegung am Abend verbraucht nicht nur Energie (Kalorien), sondern fördert auch das Ausschütten von Wachstumshormonen im Stoffwechsel. So klappt es noch besser mit dem Abspecken.

- ◆ Morgens, direkt nach dem Aufwachen, sind die Energiereserven des Körpers verbraucht. Jetzt ist der richtige Moment für gut verfügbare Energie aus Kohlenhydraten. Ein Vollkornbrot oder ein Müsli (ohne Zucker) sind der richtige Start in den Tag.
- ◆ Auch mittags dürfen einige langsam verfügbare Kohlenhydrate (Gemüse, Obst, Hülsenfrüchte) auf den Speiseplan. Das Hormon Insulin ist um die Mittagszeit besonders aktiv und fördert somit die Verwertung der angelieferten Energie.
- ◆ Abends dagegen sollten Sie weitgehend auf Kohlenhydrate verzichten, da sie das Abschmelzen der Fettpölsterchen behindern. Der Körper braucht jetzt Eiweiß (Fleisch, Fisch, Eier, Milchprodukte) für den nächtlichen Reparaturstoffwechsel.

Hormone arbeiten auch nachts

Wenn wir nachts schlafen, herrscht in unserem Organismus keineswegs Ruhe. In dieser Zeit sind alle Signale im Körper auf Regeneration und Erholung gestellt. Das sogenannte Wachstumshormon ist in der Nacht besonders aktiv. Es startet alle Reparaturmaßnahmen, die jetzt in den Zellen und Geweben notwendig sind. Für dieses nächtliche Erholungsprogramm ist viel Energie erforderlich, die z. B. aus den körpereigenen Fettreserven aktiviert wird. Ein Vorgang, der das Abschmelzen von Fettpölsterchen unterstützt und daher beim Abnehmen gefördert werden sollte. Wachstumshormone sind hier direkte Gegenspieler des Masthormons Insulin,

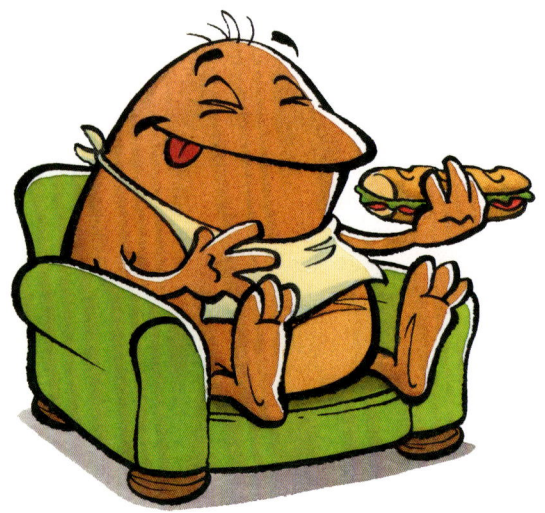

Kochmuffel

(coquinus mufflius)

Nur allzu gerne verbringt der Kochmuffel seine Zeit damit, gemütlich auf der Couch zu sitzen, dabei fernzusehen und nebenbei noch ein paar Schleckereien zu vertilgen. Jegliche Art von Bewegung dagegen ist für ihn ein Graus.

das nicht nur für das Speichern von Energie in den Fettdepots verantwortlich ist, sondern diese Energielager auch sehr gewissenhaft bewacht.

Besonders erfolgreich sind Wachstumshormone daher bei ihrer Arbeit, wenn sie nachts nicht mehr auf Insulin und Kohlenhydrate treffen.

Wer in der Nacht Speicherfett verbrennen möchte, kann hier ein wenig nachhelfen:

◆ Essen Sie dazu abends keinen Zucker oder stärkehaltige Lebensmittel (Brot, Reis, Nudeln, Kartoffeln).

◆ Trinken Sie kein »spätes Bierchen« und nehmen Sie Ihr Abendessen spätestens bis 20.00 Uhr ein. Späte Mahlzeiten oder die Knabberei vor dem Fernseher behindern das nächtliche Abschmelzen der Fettreserven.

◆ Gehen Sie nicht zu spät schlafen, denn Wachstumshormone beginnen ihre Arbeit erst ca. zwei Stunden nach dem Einschlafen. Je mehr Zeit Sie dem Wachstumshormon in der Nacht durch Schlaf geben, desto besser kann es Ihr Abnehmvorhaben unterstützen.

Bewegung lässt die Hormone tanzen

Wer sich körperlich bewegt, kurbelt damit die Produktion von bestimmten Hormonen (z. B. Adrenalin, Noradrenalin) an. Ihre Aufgabe ist es, die Fettreserven aus den Depots zu locken, um daraus Energie zu gewinnen. Immer, wenn Sie körperlich aktiv werden, leeren Sie nicht nur die Speicher im Fettgewebe, sondern vermindern auch das Einlagern von neuen Fettreserven auf den Hüften. Jede Form von Bewegung zu jedem erdenklichen Zeitpunkt unterstützt das Abspecken. Trotzdem gibt es bestimmte Zeiten, in denen sich Ihr Training besonders positiv auswirkt.

Beginnen Sie morgens – schon vor dem Frühstück – mit Ihrer Bewegung. So können Sie die nächtliche Fettverbrennungsphase noch ein wenig verlängern. Überfordern Sie Ihren Körper aber nicht in den frühen Morgenstunden. Sie sollten auf keinen Fall außer Puste kommen.

14

Wenn Sie abends laufen, walken oder ein wenig Rad fahren, verbrennen Sie nicht nur Fett, sondern steigern auch die Fettverbrennung in der Nacht. Durch den sogenannten Nachbrenn-Effekt werden dann in der Nacht zusätzliche Fettreserven verbraucht.

So trinken Sie Ihr Fett weg

Auch hier gibt es gute Nachrichten: Kaffee und schwarzen Tee können Sie natürlich weiterhin genießen. Etwa zwei bis drei Tassen pro Tag sind völlig in Ordnung. Ersetzen Sie lediglich den Zucker durch Süßstoff, während Sie Ihren lästigen Pfunden zu Leibe rücken möchten. Mehr Koffein sollten Sie Ihrem Körper beim Abnehmen nicht zumuten. In größeren Mengen regt Koffein die Bauchspeicheldrüse dazu an, das Masthormon

Tipp

Grüner Tee ist ein richtiges Abnehmgebräu!
Hauptwirkstoffe im Grünen Tee sind sogenannte Polyphenole, die den Stoffwechsel ankurbeln und die körpereigene Fettverbrennung erhöhen. Gönnen Sie sich öfter einmal ein Tässchen!

Insulin auszuschütten. Ich rate Ihnen, so viel Früchtetee, grünen Tee und Mineralwasser wie möglich zu trinken: Zwei bis drei Liter sollten es pro Tag schon sein. So unterstützen Sie Ihre Nieren, die beim Abnehmen viel leisten müssen und stark beansprucht werden. Während Ihre Fettpölsterchen abschmelzen, entstehen Abbauprodukte, von denen sich der Körper über die Nieren befreien muss. Das klappt am besten, wenn die Nieren immer gut durchspült werden.

Ein Gläschen in Ehren?

Alkoholische Getränke müssen Sie während Ihrer Diät nicht völlig verbannen, wenn Sie die richtige Wahl treffen. Alles, was süß schmeckt (Likör, lieblicher Wein), enthält in der Regel auch viel Zucker, auf den Sie verzichten sollten. Auch Bier liefert viele schnell verfügbare Kohlenhydrate, denn nicht ohne Grund bezeichnet man Bier auch als flüssiges Brot. Und nicht umsonst spricht man gemeinhin vom »Bierbauch«. Genießen Sie aber ruhig ab und zu ein Gläschen trockenen Wein oder Sekt, da diese das Masthormon Insulin nicht aus der Reserve locken, dürfen Sie sogar bis zu zwei kleine Gläser pro Tag trinken. Trinken Sie »Alkoholisches« aber immer zu den Mahlzeiten, vorzugsweise gegen Ende einer Hauptmahlzeit. Auf nüchternen Magen kann Alkohol nämlich starke Hungergefühle auslösen. Verzichten Sie daher lieber auf hochprozentige Aperitifs. Und als Faustregel gilt natürlich: Je weniger Alkohol, desto besser.

Häufige Fragen – hier gibt es die Antworten

Kann eine Diät denn wirklich gesund sein? Schließlich ist das Abspecken für meinen Körper ja auch eine enorme Belastung. Sollte ich mich in den nächsten Wochen besser schonen? Warum muss ich auf Zucker, Nudeln, Reis und Kartoffeln verzichten? Auf den nächsten Seiten finden Sie die Antworten.

Warum lohnt sich das Abspecken überhaupt?

Wie viel jeder wiegt, ist nicht nur eine Sache des Geschmacks. Je mehr überflüssige Fettpölsterchen wir mit uns herumtragen, desto größer ist auch die Gefahr, dass uns diese lästigen Pfunde mit der Zeit krank machen. Zu viel Speck auf den Rippen ist aber nicht nur lästig, sondern gilt auch als Risikofaktor für die Entstehung von Arteriosklerose, Diabetes mellitus, Gicht, Fettstoffwechselstörungen und Bluthochdruck. Aber auch Gelenkbeschwerden, Rückenprobleme und seelische Leiden sind nicht selten die Folge überflüssiger Kilos.

Wie viele Kilos sollte ich auf die Waage bringen?

Wenn es um das optimale Körpergewicht geht, trifft man auf die unterschiedlichs-

ten Annahmen. Im Folgenden erhalten Sie einen Überblick zu der aktuellen Meinung der Wissenschaft.

Das Broca-Gewicht – die klassische Faustformel

Die einfachste Methode, Ihr Gewicht zu beurteilen, ist sicherlich die Formel nach dem französischen Wissenschaftler Paul Broca. Nehmen Sie einfach Ihre Körpergröße in Zentimetern, ziehen Sie davon die Zahl 100 ab. Das Ergebnis ist Ihr Normalgewicht nach Broca:

> **Normalgewicht =
> Körpergröße in cm – 100**

Eine Schwankung von etwa zehn Prozent um das Broca-Gewicht ist noch kein Grund zur Besorgnis. Leiden Sie aber an Bluthochdruck, Diabetes mellitus oder Fettstoffwechselstörungen, sollten Sie Ihr Gewicht genau beobachten. Bei einem

Körpergewicht, das 20 Prozent über dem Broca-Gewicht liegt, heißt es runter mit den Pfunden – es sei denn, Sie sind Leistungssportler.

Der Körpermasse-Index BMI

Der BMI (Body Mass Index) hat sich international zur Beurteilung des Körpergewichts durchgesetzt. Da dieser Wert ganz eng mit dem Körperfettgehalt zusammenhängt, ist er zur Beurteilung des Risikos von Übergewicht besonders gut geeignet. Versuchen Sie das Normalgewicht nach dem BMI zu erreichen:

So rechnen Sie Ihren BMI aus

$$BMI = \frac{\text{Körpergewicht in kg}}{\text{Quadrat der Körpergröße (m}^2\text{)}}$$

Hier ein Beispiel:

Gewicht: 75 kg, Größe: 1,68 m

$$\frac{75}{1,68 \times 1,68} = 26,57 \text{ (BMI)}$$

Sind Sie normalgewichtig?

Herzlichen Glückwunsch! Bleiben Sie so, wie Sie sind. Sie haben ein Körpergewicht, mit dem sich lange und gesund leben lässt. Sollte die Waage dann doch einmal das ein oder andere Kilo mehr anzeigen, liegen Sie mit der Kochmuffel-Diät genau richtig!

Haben Sie leichtes Übergewicht?

Wissenschaftler sind sich inzwischen einig, dass bereits ein leichtes Übergewicht die Entstehung von Krankheiten

Bewertung des BMI

Klassifikation	Männer	Frauen
Untergewicht	< 20	< 19
Normalgewicht	20–25	19–24
leichtes Übergewicht	25–30	24–30
deutliches Übergewicht	30–40	30–40
extremes Übergewicht	> 40	> 40

wie Diabetes und Herz-Kreislauf-Erkrankungen fördern kann. Lassen Sie sich daher regelmäßig ärztlich untersuchen.

Besteht ein deutliches Übergewicht (BMI 30 – 40)?

Unterschätzen Sie die Gefahren Ihrer Fettpölsterchen nicht. Jedes überflüssige Kilogramm, das sie täglich durch das Leben tragen, belastet nicht nur Herz und Kreislauf. Gelenkbeschwerden, Schmerzen in den Knien, Rückenprobleme, Verspannungen, häufiges Schwitzen sind nur einige Anzeichen dafür, dass Ihr Körper mit den vielen Pfunden überfordert ist. Manchmal drücken die Pfunde auch auf das Gemüt. Der Mythos vom gemütlichen Dicken hat ausgedient. Viel öfter führt der Speck zu einem wahren Leidensdruck, der sich in mangelndem Selbstwertgefühl und seelischen Verstimmungen zeigt.
Lassen Sie sich überraschen, wie viel Spaß es machen kann, mit der Kochmuffel-Diät etwas Ballast abzuwerfen. Bereits nach den ersten verlorenen Kilos merken Sie, dass das Leben leichter wird.

Leiden Sie unter extremem Übergewicht (BMI > 40)?

Trösten Sie sich, denn Sie sind nicht allein: Immer mehr Deutsche leiden inzwischen unter extremem Übergewicht. Die traurige Tatsache ist jedoch, dass viele Menschen auch an den Folgen dieser »gewichtigen Zeiten« erkranken.
Mit jedem Kilogramm, das Sie abspecken, befreien Sie Ihren Körper von einer enormen Last. Packen Sie das Problem noch heute an und ziehen Sie Ihren Arzt ins

Vertrauen. Die ersten Kilos, die sie abnehmen, werden Sie kaum spüren, aber nach dem ersten Monat sieht die Welt schon ganz anders aus. Freuen Sie sich auf ein herrlich leichtes Gefühl.

Sind Sie Apfel- oder Birnentyp?

Nicht nur die Menge überflüssiger Pfunde ist ausschlaggebend für Ihre Gesundheit. Gerade das Risiko von Herz-Kreislauf-Erkrankungen hängt ganz eng mit der Körperfettverteilung zusammen. Stellen Sie sich gleich einmal im Adamskostüm vor den Spiegel und vergleichen Sie Ihre Silhouette mit den Grafiken. Erkennen Sie Ihre Rundungen wieder?

Tipp

Der BMI ist nicht das Maß aller Dinge

Der BMI unterscheidet nicht zwischen Fett- und Muskelmasse. Eine schwergewichtige Sportskanone mit stattlichen Muskelpaketen hat automatisch einen hohen BMI. Fett auf den Rippen wird man hier vergeblich suchen, und Abspecken ist natürlich auch kein Thema.

Sind Sie ein Apfel- oder Birnentyp?

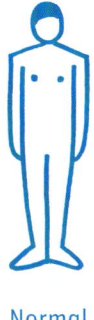
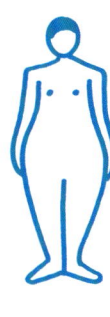
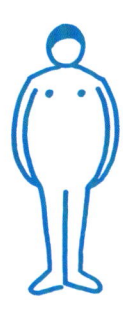
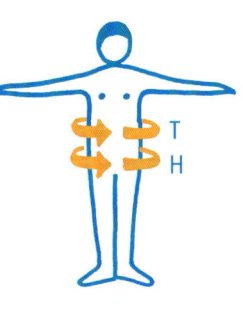

Normal   Birne   Apfel   T/H-Quotient

$$\text{T/H-Quotient} = \frac{\text{Umfang in Taillenhöhe}}{\text{Umfang in Hüfthöhe}}$$

Typisch männlich und weiblich

Der Birnentyp ist ein typischer Fettansatz bei Frauen – auch Reiterhosen genannt. Hier verteilen sich die Pölsterchen gleichmäßig auf Bauch, Beine und Po. Männer dagegen neigen zu einem kleinen »Trömmelchen« oder Bierbauch. Beine und Po sind schlank, aber gerade am Bauch zeigen sich die Fettpolster wie ein Schwimmring. Dieser Apfeltyp ist inzwischen in das Visier der Wissenschaftler geraten. Die typisch männliche Körperfettverteilung verursacht wesentlich häufiger ungünstige Cholesterin- und Blutfettwerte. Schädliche Triglyzeride steigen im Blut an, während das »gute« HDL-Cholesterin absinkt: Beides Risikofaktoren für Herz-Kreislauf-Erkrankungen wie Herzinfarkt und Schlaganfall. Auch Bluthochdruck und Alterszucker treten beim typisch männlichen Apfeltyp häufiger auf.

Was das Maßband herausfindet

Für die Bestimmung der Körperfettverteilung eignet sich der Taillen-Hüftumfang-Quotient, die sogenannte Waist-to-Hip Ratio (WHR), am besten. Messen Sie Ihren Taillenumfang im Stehen, zwischen der untersten Rippe und der schmalsten Stelle der Taille. Den Hüftumfang messen Sie an der weitesten Stelle um den Po.

So bestimmen Sie Ihre Waist-to-Hip-Ratio (WHR)

$$WHR = \frac{Taillenumfang\ (in\ cm)}{H\ddot{u}ftumfang\ (in\ cm)}$$

Beim Birnentyp ist der Hüftumfang größer als der Taillenumfang, beim Apfeltyp ist es genau umgekehrt. Ein erhöhtes Gesundheitsrisiko besteht für Frauen bei einer WHR von mehr als 0,85 und für Männer bei einer WHR über 1,0.

Wie viel Energie braucht der Mensch eigentlich?

Unser Energieverbrauch ist von verschiedenen Faktoren wie Alter, Geschlecht und körperlicher Beanspruchung abhängig. Jeder Mensch hat seinen ganz persönlichen Energiebedarf, denn wir haben alle ganz unterschiedliche Verhaltensweisen: Ob Hektiker oder Gemütsathlet – unsere Lebensweise hat einen wesentlichen Einfluss auf den Energieverbrauch. In der Tabelle rechts finden Sie einen groben Anhaltspunkt, wie viel Energie Ihr Körper täglich verbrennt.

Der Grundumsatz verbraucht ständig Energie

Unser Stoffwechsel steht niemals still. Auch bei völliger Ruhe – beispielsweise im Schlaf – verbrauchen wir Energie. Vorgänge wie Atmung, Herzschlag, Nieren- und Hirntätigkeit können nicht einfach abgeschaltet werden. Dieser Energieumsatz in absoluter Ruhe, der Grundumsatz, ist, wie bereits am Anfang des Buches ausgeführt wurde, bei jedem Mensch ganz individuell – das ist schon genetisch festgelegt. Einfluss auf die Höhe des Grundumsatzes haben z. B. das Geschlecht, das Lebensalter und der Körperbau.

Das Geschlecht

Männer haben von Natur aus mehr Muskelmasse und weniger Fettgewebe als das weibliche Geschlecht. Muskeln sind aktives Gewebe, das Energie verbraucht, so dass der Grundumsatz von Frauen meistens etwa zehn Prozent unter dem von Männern liegt. Das ist auch ein Grund, warum bei Männern die Pfunde beim Abnehmen oft leichter purzeln. Auch Sportler mit einer großen Muskelmasse, verbrauchen mehr Energie, um dieses aktive Gewebe zu versorgen.

Das Lebensalter

Mit zunehmendem Alter sinkt der Grundumsatz, da sich der Stoffwechsel verlangsamt. Der Bedarf an lebensnotwendigen Nährstoffen bleibt aber mindestens so hoch wie bei jüngeren Menschen. Auch die Zusammensetzung des Körpers verändert sich im Alter, da beispielsweise der Eiweißbestand ständig abnimmt.

Der Körperbau

Je größer ein Mensch ist, umso mehr Oberfläche und Körpermasse müssen versorgt werden. Der Grundumsatz steigt mit der Körpergröße. Bei der Masse unterscheiden sich Muskeln sehr stark vom Fettgewebe. Während Muskeln aktive Körpermasse sind, die viel Energie verbrauchen, steigern Fettreserven den Energiebedarf nicht. Diese träge Masse belastet lediglich Knochen und Gelenke.

Leistungszuwachs – eine Fleißfrage?

Unser gesamter Energiebedarf setzt sich aus Grundumsatz und Leistungszuwachs zusammen (siehe Tabelle unten). Der Leistungsumsatz hängt direkt von unserer Lebensweise ab. Jeder Schritt, den wir gehen oder laufen, erhöht den Energiebedarf. Einen großen Einfluss hat auch die Form der Arbeit. Wer den ganzen Tag am Schreibtisch sitzt, verbraucht deutlich weniger Energie als ein Handwerker, der auch einmal so richtig ins Schwitzen

kommt. Gerade für Schreibtischtäter ist jede Art von körperlicher Bewegung eine Wohltat – denn der Mensch ist von seiner Entwicklung nicht an das ständige Sitzen angepasst. Rückenleiden, Gelenkbeschwerden und zu viel Fett auf den Rippen sind typische Zeichen dafür, dass der Körper mehr Bewegung braucht.

Woher kommt die Energie?

Jeder Mensch muss essen und trinken, um zu überleben. Täglich sind wir auf Wasser und lebensnotwendige Nährstoffe angewiesen, damit unser Körper gesund und fit bleibt. Wie ein Auto, das ohne Treibstoff nicht läuft, braucht unser Körper Energie. Diese Energie liefert uns das, was wir täglich mit dem Essen zu uns nehmen, in Form von Fetten, Kohlenhydraten und Eiweißen. Und nicht zu vergessen – auch Alkohol versorgt uns mit reichlich Energie. Er hat aber keine Sättigungswirkung,

Durchschnittlicher Energieverbrauch

Alter	Männer kcal/Tag	Frauen kcal/Tag
19–24	2600	2200
25–50	2400	2000
51–65	2200	1800
> 65	1900	1700

(bei vorwiegend sitzender Tätigkeit und geringer Freizeitaktivität)

sondern regt den Appetit so richtig an. Jeweils ein Gramm dieser Nährstoffe liefert uns die folgende Energiemenge:

◆ Kohlenhydrate enthalten 4,1 kcal
◆ Eiweiß hat 4,1 kcal
◆ Fett liefert 9,3 kcal
◆ Alkohol enthält 7,1 kcal

Ähnlich wie das Benzin in einem Motor werden die Nährstoffe in unserem Körper verbrannt. Jeder Mensch ist auf eine ausreichende Energiebereitstellung angewiesen. Im Gegensatz zu einseitigen Diäten, bei denen der Körper zunächst auf Sparflamme umschaltet – mit fatalen Folgen danach, Stichwort: Jo-Jo-Effekt – ist der Kochmuffel hier einfach cleverer und kombiniert die Nährstoffe so geschickt, dass der Stoffwechsel weiter auf Hochtouren arbeiten muss.

Was steckt hinter dem Begriff »Kalorien«?

Der Begriff »Kalorie« leitet sich von dem lateinischen Wort »calor« ab, das für Hitze und Wärme steht. Streng physikalisch gesehen, handelt es sich bei einer Kalorie um die Energiemenge, die notwendig ist, um ein Gramm Wasser von 14,5 auf 15,5 Grad Celsius zu erhitzen. Da diese Einheit sehr klein ist, wird der Energiegehalt von Lebensmitteln üblicherweise in Kilokalorien angegeben. Eine Kilokalorie (kcal) entspricht 1000 Kalorien. In den Nährwerttabellen wird der Energiegehalt von Lebensmitteln immer in Kilokalorien angegeben.

Was erwartet mich bei dieser Diät?

Keine Angst, so viel passiert gar nicht: Mit diesem Programm stellen Sie Ihre Ernährung einfach ein wenig um. Jeden Tag erhalten Sie Vorschläge zu einem Frühstück, zwei Hauptgerichten und zwei Snacks. Dabei werden Sie sich eiweißreich ernähren, viel Obst und Gemüse essen und Ihren Körper mit hochwertigen Fetten versorgen.

Schnell verfügbare Kohlenhydrate wie Zucker und Stärke bleiben als Dickmacher auf der Strecke. Denn diese Lebensmittel liefern nur sogenannte »leere Kalorien«, aber keine lebenswichtigen Nährstoffe. Gerade in der ersten Woche, »der Turbophase«, erlebt Ihr Körper eine

Tipp

Mein Programm macht richtig fit!
Schlapp und müde fühlt man sich bei meiner Abspeckmethode wirklich nicht, denn schließlich gibt es ja richtig viel zu essen. Sie dürfen jeden Tag fünf Mahlzeiten mit viel Obst und Gemüse essen, die kochmuffelschnell auf den Tisch kommen. Und wenn die ersten Pfunde einmal runter sind, macht das Ganze erst richtig Spaß!

Stoffwechselumstellung. Alle Signale werden jetzt in Ihrem Stoffwechsel auf den Abbau von ungeliebten Fettpölsterchen gestellt.

Was genau sind eigentlich Kohlenhydrate?

Kohlenhydrate sind Zuckerketten, die ganz unterschiedlich lang sein können. Der wichtigste Baustein ist Glucose (Traubenzucker). Für unseren Körper ist Glucose eine Art Super-Brennstoff – eine schnell verfügbare Energiequelle für die körperliche Leistung. Egal ob der Zucker aus Schokoriegeln, Kuchen, Reis, Nudeln, Kartoffeln, Brot oder Gemüse stammt – in unserem Körper wird daraus Glucose.

Kann unser Körper Kohlenhydrate speichern?

Kohlenhydrate, die nicht als Energie verbrannt werden, lagert unser Körper zunächst in den Depots von Leber und Muskeln ab. Diese Reserven sind relativ schnell gefüllt. Ganz anders sieht es bei den Fettdepots aus – hier verfügt der Körper über grenzenlose Speicher. Reißt die Flut von Traubenzucker im Blut nicht ab, wird dieser in der Leber in körpereigenes Fett umgebaut: Jetzt kann das Hüftgold wachsen und gedeihen.

Das Gehirn braucht doch Zucker?

Unser Gehirn, die Nervenzellen und die roten Blutkörperchen sind tatsächlich auf die Energie aus Kohlenhydraten angewiesen. Etwa 100 Gramm Traubenzucker braucht unser Körper jeden Tag. Bei der Kochmuffel-Diät ist diese Grundversorgung aus Obst und Gemüse sichergestellt. Es geht aber auch ganz ohne Kohlenhydrate, da unser Stoffwechsel Traubenzucker aus Fetten und Eiweißen aufbauen kann. Deshalb sind Kohlenhydrate wissenschaftlich auch nicht als lebenswichtige Nährstoffe eingestuft.

Was passiert, wenn ich weniger Kohlenhydrate esse?

Auch hier weiß unser Stoffwechsel Rat. Fehlen dem Körper Kohlenhydrate als Energiequelle, wählt er einfach einen anderen Weg. Aus Fettsäuren werden jetzt sogenannte Ketonkörper aufgebaut, die dann als Energiequelle dienen. Dabei geht dem Körper allerdings Energie verloren, und genau das bezwecken wir mit dieser Diät. Denn dadurch erreichen wir einen ganz gezielten Abbau von Fettdepots.

Wie ist das mit den »guten« und »schlechten« Kohlenhydraten?

Um den Blutzucker besser in den Griff zu bekommen, haben Forscher die Auswirkungen einzelner Lebensmittel auf den Blutzucker untersucht. Die Ergebnisse der Wissenschaftler findet man in ausführlichen Tabellen (siehe S. 25), die zwischen »guten« und »schlechten« Kohlenhydraten unterscheiden und inzwischen auch als »Glyx-« oder »Slow-Carb-Prinzip« bezeichnet werden. Dahinter versteckt sich der sogenannte Glykämische Index (GI), der ursprünglich zur Behandlung von Diabetes mellitus (Zuckerkrankheit) entwickelt wurde. Dazu wurde die Blutzuckerwirksamkeit von Glucose (Traubenzucker) von Wissenschaftlern willkürlich auf den Wert 100 festgesetzt. Die Auswirkungen aller anderen Lebensmittel auf den Blutzuckerspiegel hat man anschließend untersucht und in Relation zur Glucose gesetzt. »Gute« Kohlenhydrate haben einen geringen GI und belasten den Blutzucker je nach Portionsgröße nicht. »Schlechte« Kohlenhydrate dagegen erkennt man an einem hohen GI, da sie den Blutzuckerspiegel sprunghaft anschnellen lassen. Als Folge steigt der Insulinspiegel im Blut stark an, und genau das will man beim Abnehmen unbedingt vermeiden: Denn Insulin bewacht die Fettpölsterchen, fördert das Einlagern von überflüssiger Energie in die Fettdepots und löst Heißhunger aus.

Die sogenannten Glyx-Diäten gehen davon aus, dass es reicht, sich einfach von den guten Kohlenhydraten zu ernähren – ohne die Mengen zu berücksichtigen. Die Kochmuffel-Diät geht hier einen Schritt weiter und berücksichtigt nicht nur die Mengen, sondern auch die Zusammensetzung einzelner Gerichte. Neben dem hohen Eiweißgehalt setzen wir auf eine gute Versorgung mit Vitaminen, Mineralstoffen und Ballaststoffen und vergessen dabei auch nicht in die richtigen Fetttöpfchen zu greifen, damit der Stoffwechsel reibungslos funktioniert.

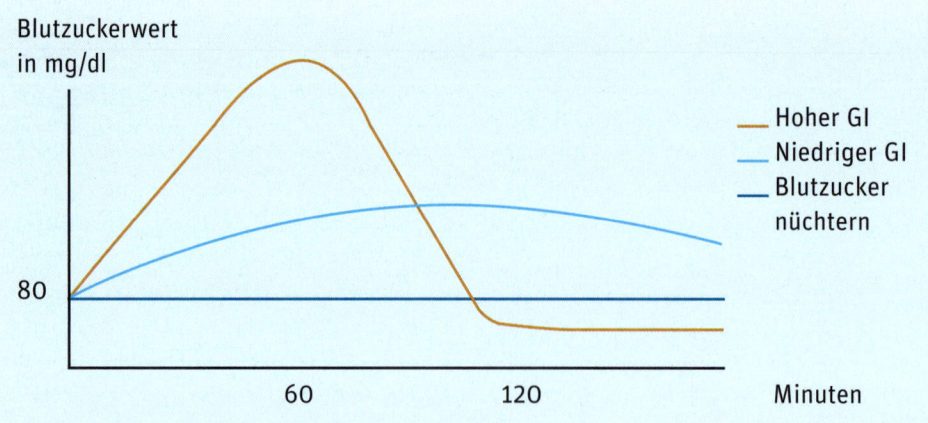

Die Wirkung von Kohlenhydraten auf den Blutzucker

Blutzuckerwert in mg/dl

Hoher GI
Niedriger GI
Blutzucker nüchtern

80

60   120   Minuten

Der Glykämische Index von Lebensmitteln

Kohlenhydrate mit hohem GI		Kohlenhydrate mit niedrigem GI	
Maltose (Bier)	110	Vollkorn- oder Kleiebrot	50
Glucose	100	Naturreis	50
Bratkartoffeln	95	Basmatireis (Langkorn)	50
Pommes frites	95	Erbsen aus der Dose	50
Reismehl	95	Süßkartoffel	50
modifizierte Stärke	95	Vollkornteigwaren (Vollweizen)	50
sehr weißes Brot	95	Spaghetti, al dente	45
Kartoffelpüreepulver	90	frische Erbsen	40
Chips	90	Vollkorngetreideflocken ohne Zucker	40
Honig	85	Haferflocken	40
gekochte Möhren	85	rote Bohnen	40
Cornflakes, Popcorn	85	frischer Fruchtsaft ohne Zucker	40
Schnellkochreis	85	Pumpernickel	40
Reispudding	85	100 % Vollkornbrot	40
Puffreis	85	Eis mit Alginaten	40
gekochte »Dicke Bohnen«	80	Vollkornteigwaren, al dente	40
Wassermelone	75	Feigen, getrocknete Aprikosen	35
Riesenkürbis	75	Indianischer Mais	35
Zucker (Saccharose)	70	Wildreis	35
Weißbrot (Baguette)	70	Quinoa	35
Getreideflocken, gezuckert	70	rohe Möhren	30
Schokoladenriegel	70	Milchprodukte	30
Salzkartoffeln	70	Trockenbohnen	30
Coca-Cola, Limonade	70	braune/gelbe Linsen	30
Kekse	70	Kichererbsen	30
Mais	70	frische Früchte	30
Weißreis	70	grüne Bohnen	30
Teigwaren, Ravioli	70	Glasnudeln (Soja)	30
Rosinen	65	Fruchtaufstrich ohne Zuckerzusatz	30
Mischbrot	65	grüne Linsen	22
Pellkartoffeln	65	Trockenerbsen	22
Rüben	65	schwarze Schokolade (> 70 % Kakaoanteil)	22
Konfitüre, gezuckert	65	Soja, Erdnüsse	15
weißer Grieß	60	frische Aprikosen	15
Langkornreis	60	grünes Gemüse, Tomaten	<15
Banane, Melone	60	Auberginen, Zucchini	<15
weiße Spaghetti, weich gekocht	55	Knoblauch, Zwiebeln	<15
Sandgebäck	55		

Warum muss ich so viel Gemüse und Obst essen?

Reichlich Gemüse und Obst zu verspeisen, ist die beste Voraussetzung für eine gute Versorgung mit Vitaminen, Mineralstoffen und sekundären Pflanzenstoffen. Gleichzeitig beugen Sie dadurch der Gefahr einer Übersäuerung des Stoffwechsels vor, die bei jeder Diät besteht. Das Programm entspricht damit auch dem sogenannten »Volumetrics-Prinzip«. Dies bedeutet ganz einfach, dass die Lebensmittel viel Volumen haben, so dass sie den Magen gut füllen und ein Sättigungsgefühl auslösen. Gleichzeitig liefern Obst, Gemüse und Hülsenfrüchte viele Ballaststoffe, die Wasser im Verdauungstrakt binden und dadurch gut sättigen. Ballaststoffe regen wiederum den Darm zur Arbeit an, wodurch viel Energie verbraucht wird. Auch dies ist ein Teil des »aktiven Stoffwechsels«, den wir beim Abnehmen erreichen wollen.

Warum ausgerechnet so viel Eiweiß?

Ohne Eiweiß läuft in unserem Körper gar nichts. Es liefert die lebenswichtigen Bausteine für unsere Zellen, die ständig erneuert werden müssen. Muskeln, Enzyme und Hormone sind auf diese Eiweißbausteine angewiesen. Fehlt dem Körper beim Abspecken Eiweiß, greift er seine eigenen Reserven an. Als Folge kommt es

zu einem Abbau von Muskelmasse. Bei der Kochmuffel-Diät beugen wir diesem Abbau vor, denn Muskeln sind ein sehr aktives Gewebe, das reichlich Energie verbrennt und so das Abnehmen unterstützt, und schließlich möchten wir ja ganz gezielt den Fettpölsterchen zu Leibe rücken.

Eiweißreiches Essen macht aber auch lange satt, unterstützt den Muskelaufbau, stärkt die Knochen und ist ein echter »Fatburner«. Denn um die wertvollen Bausteine aus Nahrungseiweiß verwerten zu können, muss der Körper erst einmal reichlich Energie investieren.

Macht Eiweiß den Körper nicht sauer?

Unser Stoffwechsel reagiert tatsächlich ausgesprochen »sauer«, wenn er mit der Nahrung zu viele eiweißreiche Lebensmittel erhält. Auch der Genuss von Kaffee oder Schokolade fördert beispielsweise die Bildung von Säuren im Stoffwechsel. Der Körper verfügt aber über ein ausgeklügeltes Puffersystem, mit dem er diese Säuren einfach wieder entschärft. Für diese Aufgabe benötigen wir große Mengen an lebenswichtigen Mineralstoffen. Trinken Sie daher gerade beim Abspecken reichlich Mineralwasser, denn so unterstützen Sie Ihren Stoffwechsel direkt bei dem Abfangen von Säuren.

Die Kochmuffel-Diät beugt einer Übersäuerung des Stoffwechsels vor, indem die klassischen »Säurebildner« wie Fisch, Fleisch, Geflügel oder Eier mit großen Mengen an »Basenbildnern« wie Salat,

Gemüse und Obst begleitet werden. Daher sollten Sie bei den Mahlzeiten auch die Gemüse- und Salatportionen auf keinen Fall unter den Tisch fallen lassen.

Und was ist mit Fett?

Fette aus der Nahrung wurden lange Zeit als die wichtigsten Auslöser von zu viel Speck auf den Rippen angesehen. Inzwischen essen die Menschen weltweit immer weniger Fett und werden trotzdem immer dicker. Denn Fett alleine macht nicht fett. Die Energie aus Nahrungsfetten kann der Körper nur optimal nutzen, wenn er mit Kohlenhydraten (Zucker, Stärke) überladen ist.
Die Kochmuffel-Diät lenkt den Stoffwechsel an dieser Stelle in andere Bahnen. So kann der Körper weniger Energie aus den Nahrungsfetten nutzen. Hochwertige Fette brauchen wir aber für den Hormon- und Hautstoffwechsel, für starke Nerven und eine gute Vitaminaufnahme. Der Kochmuffel setzt ganz konsequent auf die richtigen Fetttöpfchen wie Olivenöl, Rapsöl oder Fischsorten, die besonders wertvolle Omega-3-Fettsäuren liefern.

Wie lange kann ich die Diät machen?

Auch als Kochmuffel werden Sie bei diesem Programm ausgesprochen gut mit lebenswichtigen Nährstoffen versorgt. Es spricht also nichts dagegen, wenn Sie nach unserem 28-Tage-Programm weiterhin die vorgeschlagenen Gerichte essen, um abzuspecken.
Nach den 28 Tagen wissen Sie aber auch selbst, wie es funktioniert, so dass Sie wahrscheinlich gar keinen Diätplan mehr benötigen.

Wie viel kann ich abnehmen?

Das hängt ganz von Ihrem Verhalten ab. Am längsten dauert es, wenn Sie sich auf die Couch setzen und abwarten, was passiert. Etwa ein Kilo Fett können Sie dann pro Woche verlieren. Jeder Mensch reagiert hier aber sehr unterschiedlich. Je mehr Sie sich körperlich bewegen, desto schneller werden die Pfunde purzeln.

Muss ich wirklich jeden Tag fünf Mahlzeiten essen?

Ich rate Ihnen dazu, bei Ihrem Abnehmvorhaben möglichst fünf Mahlzeiten über den Tag zu verteilen. Durch das häufige Essen gibt es weniger Schwankungen im Stoffwechsel, und das beugt dem gefürchteten Heißhunger vor.
Die Hungermeldungen unseres Körpers an das Gehirn sind ausgesprochen genau. Ganz präzise wird signalisiert, wo gerade ein bestimmter Nährstoff fehlt und Nachschub angefordert. Regelmäßige Mahlzeiten geben unserem Körper das Gefühl, gut versorgt zu sein.

Tipp

Tappen Sie nicht in typische Figurfallen

Schnell verfügbare Kohlenhydrate in Verbindung mit größeren Mengen Fett marschieren im Direktmarsch auf die Hüften: Pommes, Kartoffelchips, Erdnussflips, Sahnetorten, Cremeteilchen, Berliner, Pizza, Pasta mit Sahnesauce, Paniertes, aber auch die geliebte Bratwurst im Brötchen oder der vor Sauce triefende Burger mästen das Hüftgold geradezu.

Für manche Menschen ist das häufige Essen aber auch lästig oder ungewohnt. Wenn die Snacks nicht zu Ihrem Alltag passen, verzehren Sie die Vorschläge einfach als Beilage bzw. Dessert zu den Hauptgerichten.

Und wenn es gar nicht ohne Süßes geht?

Quälen Sie sich nicht unnötig. Lutschen Sie nach dem Essen genüsslich ein kleines Stückchen Schokolade mit hohem Kakao-Anteil. Auch mit einem Glas zuckerfreier Diätlimonade oder einem zuckerfreien Bonbon kann man die erste Durststrecke überwinden.
Bedenken Sie aber, dass auch kalorienarme Süßstoffe letztlich die Lust auf Süßspeisen wecken können. Greifen Sie lieber zu Obst oder Obstkompott, wenn Ihnen der Sinn nach Süßem steht. Essen Sie Süßigkeiten aber niemals gegen den Hunger. Ansonsten gewöhnen Sie Ihren Körper geradezu daran, dass Hunger mit dem Geschmack »süß« gestillt wird.

An einer Tafel Schokolade komme ich einfach nicht vorbei!

Denken Sie an den Spruch: »Aus den Augen, aus dem Sinn …« und lassen Sie die süße Verführung nicht offen herumliegen. Deponieren Sie das Naschwerk für die Zeit Ihres Abnehmvorhabens beispielsweise im Keller. Oder horten Sie derartige Vorräte gar nicht mehr im Haus.

Was mache ich, wenn der Hunger nagt?

Trinken Sie erst einmal ein bis zwei große Gläser Wasser. Oft wird Hunger mit Durst verwechselt, denn für beide Gefühle sind die gleichen Signalstellen im Körper zuständig. Gönnen Sie sich eine klare Gemüsebrühe, die Sie ganz heiß und in kleinen Schlückchen genießen. Knabbern Sie frisches Gemüse (Paprika, Möhren) oder essen Sie etwas Obst (Erdbeeren, Apfel, Birne, Orange), das füllt den Magen und löst so ein Sättigungsgefühl aus.

Stimmt es eigentlich, dass Stress dick macht?

Wenn wir unter Stress geraten, laufen in unserem Körper Reaktionen ab, die eine Flucht oder einen Angriff ermöglichen (»flight-or-fight-Syndrom«). Dieses Verhalten ist angeboren und führt zur Ausschüttung von sogenannten Stresshormonen, die uns in absolute Alarmbereitschaft versetzen. Zu diesem Notfallprogramm gehört auch, dass Hunger und Verdauung auf ein Minimum heruntergefahren werden. Hätten unsere Vorfahren angesichts eines Bären oder feindlich gesinnter Mitmenschen ihre Gedanken an etwas Essbares verschwendet, wäre der Homo sapiens wahrscheinlich schon lange ausgestorben. In unserem Verhalten ist es also noch verankert, dass Stresshormone durch eine

körperliche Anstrengung wieder abgebaut werden – was aber oft nicht passiert, weil Sport und Bewegung fehlen.

Essen als Seelentröster

In der heutigen, modernen Welt hat sich hier viel geändert: Wir kämpfen nicht mit den Fäusten gegen den ungerechten Chef und ergreifen auch nicht die Flucht, wenn sich der ungeliebte Kollege mit fremden Federn schmückt. Ganz im Gegenteil, ein zivilisierter Mensch zeigt sich gelassen und ballt die Faust in der Tasche. Das ändert aber nichts an der Situation, dass in unserem Körper alle Botenstoffe auf Kampfbereitschaft geschaltet sind. In dieser Stresssituation reagieren wir alle sehr unterschiedlich: Sorgen, Ärger, Hektik und manches mehr schlagen vielen Menschen richtig auf den Magen, so dass

Tipp

Zwei Fäuste machen satt
Ihr leerer Magen ist etwa so groß wie Ihre geballte Faust. Eine Portion, die der Größe von zwei bis drei Fäusten entspricht, reicht aus, um einen Dehnungsreiz im Magen auszulösen. Das ist eines von vielen Signalen, durch die unser Körper das Sättigungsgefühl verspürt.

an Essen nicht zu denken ist. Andere wieder greifen in solchen Situationen zu den süßen Seelentröstern oder futtern hemmungslos alles Greifbare in sich hinein. Offensichtlich haben diese Menschen gelernt, sich mit Essen zu beruhigen. Warum Menschen hier so unterschiedlich reagieren, ist noch nicht eindeutig geklärt. Vermutungen gehen dahin, dass Kinder, die immer durch Essen beruhigt werden, dieses Verhalten auch als Erwachsene beibehalten.

Stress abbauen – fast wie in alten Zeiten

Wer Stresssituationen durch Essen meistert, sollte sich einmal kurz an unsere

Tipp

Lachen ist die beste Medizin
Dieser alte Spruch ist immer noch aktuell: Kalifornische Wissenschaftler konnten inzwischen nachweisen, dass herzhaftes Lachen die Stresshormone in unserem Körper erheblich abbaut. Offensichtlich lohnt es sich tatsächlich, das Leben nicht so ernst zu nehmen, und das trifft mit Sicherheit auch auf Ihr Abspeckprojekt zu. Also, lachen Sie so oft wie möglich – schließlich dient es ja sogar der Figur!

Vorfahren erinnern und nach Alternativen suchen.

Lassen Sie einfach die Schokolade erst einmal in der Schublade und versuchen Sie, sich ein wenig körperlich zu bewegen. Gehen Sie kurz an die frische Luft, stellen Sie sich an das geöffnete Fenster und atmen Sie tief ein. Zerknüllen Sie ein Blatt Papier und feuern Sie es in den Papierkorb oder legen Sie sich einen knautschigen »Wutball« zu, an dem Sie Ihren Ärger so richtig auslassen können.

Was sagt denn die Wissenschaft zu dieser Diät?

Mit diesem Programm specken Sie nicht nur ab, sondern schlagen ganz nebenbei einen gesunden Weg der Ernährung ein. Die Kochmuffel-Diät erfüllt die Anforderungen der modernen Ernährungswissenschaft:

◆ Slow-Carb: Durch den Verzicht auf puren Zucker und schnell verfügbare Energie aus Reis, Nudeln oder Weißbrot normalisiert sich der Blutzuckerspiegel. Dadurch wird der Körper nicht mehr mit dem Masthormon »Insulin« überflutet. Als Kohlenhydratquellen dienen bei dieser Diät Vollkornbrot, Hülsenfrüchte, Obst und Gemüse.
◆ Fünf am Tag: Jeden Tag stehen fünf Portionen Obst und Gemüse auf dem Speiseplan. Auch ein Glas Gemüsesaft zählt hier ganz kochmuffelfreundlich als eine Portion Gemüse.

◆ Gezielte Eiweißversorgung: Um Depot-fette abzuschmelzen, muss die Eiweiß-versorgung sichergestellt sein. Die Kochmuffel-Diät setzt daher auf fett-armes Fleisch, Fisch, Eier und magere Milchprodukte. Hülsenfrüchte finden sich z. B. zusammen mit tierischen Lebensmitteln auf dem Speiseplan wie-der. Mit dieser Kombination aus tieri-schem und pflanzlichem Eiweiß ist man optimal versorgt.

◆ »Gute« Fette: Der Anteil tierischer Fette ist bei dieser Diät deutlich redu-ziert: Ausschließlich hochwertige pflanzliche Öle wie Oliven-, Raps- und Kürbiskernöl stehen auf dem Plan.

◆ Fisch auf den Tisch: Jede Woche gibt es mindestens zwei Portionen Fisch, vor-zugsweise Seefisch, der lebenswichtiges Jod enthält. Auch die fetteren Fischsor-ten finden Sie auf dem Plan, da sie wertvolle Omega-3-Fettsäuren liefern.

Sollte ich vor dem Abneh-men zum Arzt gehen?

Lassen Sie sich zu Ihrer eigenen Sicher-heit ärztlich untersuchen. Unabdingbar ist eine ärztliche Betreuung, wenn Sie regel-mäßig Medikamente nehmen oder unter folgenden Erkrankungen leiden:

◆ Diabetes mellitus
◆ Gicht
◆ Nierensteine
◆ Herz-Kreislauf-Probleme
◆ Osteoporose

Ist jetzt der richtige Zeit-punkt zum Abspecken?

Prüfen Sie auch Ihre momentane Lebens-situation. Es gibt Bedingungen und Ereig-nisse, die das Abnehmen erschweren:

◆ Krankheiten
◆ Familiäre Probleme
◆ Trennungsphasen
◆ Stress im Beruf
◆ Prüfungszeiten

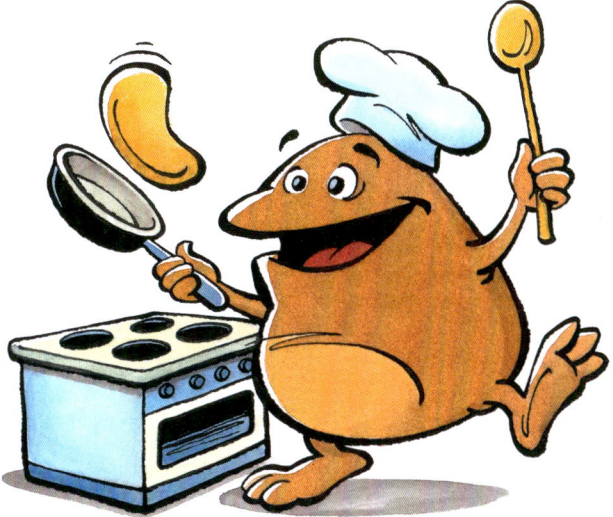

Kochmuffel
(coquinus mufflius)

Sein Name lässt schon eine gewisse Abnei-gung gegenüber dem Lebensraum Küche erahnen. Allerdings ist das drollige Kerl-chen allem Neuen gegenüber auch sehr aufgeschlossen und wenn er erst einmal entdeckt hat, wie viel Spaß das Kochen macht, ist er mit großem Eifer dabei.

Die besten Tipps für Ihren Erfolg

Immer, wenn die Pfunde runter sollen, meldet sich unser »innerer Schweinehund« und lässt so manches »Ab morgen geht es wirklich los«, »Nur ein kleines Stückchen ...« oder »Ach, so dick bin ich ja gar nicht« durch unsere Gedanken schießen. Hier gibt es Tipps, mit denen Sie so manche Diätfalle meistern.

Setzen Sie sich machbare Ziele

Ihr Ziel lautet, gesund abzunehmen, ohne zu hungern – und das geht leider nicht von heute auf morgen. Ihr Körper wird sich dagegen wehren, seine Reserven herzugeben – ganz instinktiv. Machen Sie sich daher nicht zum Sklaven Ihrer Waage. Nutzen Sie lieber ein Maßband und behalten Sie Ihren Taillenumfang im Auge. Hier können Sie das Einschmelzen der Fettdepots direkt beobachten. Bei der Kochmuffel-Diät verlieren Sie im Gegensatz zu einseitigen Diäten kaum Muskelmasse, was immer mit einem hohen Wasserverlust verbunden ist. Dies zeigt zwar schnelle Erfolge auf der Waage, befreit Sie aber nicht von Ihren Fettpölsterchen.

Quälen Sie sich nicht mit Verboten

Was verboten ist, reizt uns automatisch besonders – das kennen wir alle noch aus unseren Kindertagen. Nehmen wir einmal an, diese Diät würde Ihnen grundsätzlich den Genuss von Kaffee verbieten. Na, was riechen Sie jetzt? Kann es sein, dass Ihnen gerade wohliger Kaffeeduft in der Nase liegt? Sobald Ihr Kopf »Nein« zu einem Lebensmittel sagt, will Ihr Bauch genau hiermit verwöhnt werden. Setzen Sie lieber auf Belohnung. Wenn Sie Ihre Vorsätze einhalten oder bereits etwas abgespeckt haben, gönnen Sie sich etwas Gutes: einen neuen Schmöker, einen Theater- oder Kinobesuch, den geliebten Stadtbummel oder ein neues Outfit.

Gönnen Sie sich ein Rahmenprogramm

Kaum hat man beschlossen, ein paar Pfunde loszuwerden, schon kreisen die Gedanken nur noch um das Essen. Der Duft von frischen Brötchen, der Grillgeruch der Bratwurstbude oder die süße Verführung an der Kuchentheke – noch nie war das Verlangen so groß wie jetzt.

Verwöhnen Sie sich gerade jetzt ein wenig und betrachten Sie Ihre Diät als eine Art Wellness-Zeit: Besuchen Sie die Sauna oder eine Therme, gönnen Sie sich eine Massage oder den Besuch bei einem Friseur oder einer Kosmetikerin. So verwöhnen Sie nicht nur Körper und Seele, sondern lenken sich auch ein wenig von dem Dauerthema »Essen« ab.

Genuss heißt die Devise

Nehmen Sie sich Zeit zum Essen und setzen Sie sich dazu ganz altmodisch an einen Tisch. Genießen Sie Ihr Essen ganz bewusst – auch wenn es heute so modern ist, seine Mahlzeiten im Gehen auf der Straße, beim Autofahren oder vor dem Fernseher zu vertilgen. Lenken Sie sich beim Essen nicht mit der Zeitung, dem Lieblingsschmöker oder der neuesten Talkshow ab. Wenn Sie nur so nebenbei essen, wandert automatisch viel mehr in Ihren Mund – ohne dass Sie es merken.

Essen Sie langsam

◆ Während Ihrer Mahlzeiten sollten Sie das Besteck zwischendurch einfach mal beiseitelegen. So geben Sie dem Sättigungsgefühl eine Chance, sich zu melden. Es dauert nämlich eine ganze Weile, bis die Nachricht »satt« im Gehirn ankommt: Etwa 15 bis 20 Minuten. Alles, was Sie auf die Schnelle essen, bremst den Hunger nicht. Wenn Sie Ihre Mahlzeit also in fünf Minuten in sich hineinschlingen, hat das Sättigungsgefühl überhaupt keine Chance, Sie auszubremsen.

◆ Essen Sie gerade in geselliger Runde mit aller Ruhe – auch, wenn Sie dann als Letzter fertig sind. Unterhalten Sie sich ganz bewusst mit ihren Freunden, dann essen Sie automatisch langsamer.

◆ Essen Sie nie im Stehen, sondern suchen Sie sich immer eine Sitzgelegenheit. Wenn Sie unterwegs sind, setzen Sie sich lieber in ein Lokal, auf eine Parkbank oder in Ihr geparktes Auto.

◆ Naschen Sie nicht, während Sie durch die Stadt schlendern oder beim Shoppen sind. Man gewöhnt sich schnell daran, während des Bummelns immer etwas in den Mund zu stecken.

Heißhunger vorbeugen

Schnell eine »Kleinigkeit« vom Bäcker oder an der Imbissbude gekauft, das ersetzt für viele Kochmuffel die Mittagsmahlzeit. Während der Arbeit gibt es noch reichlich Kaffee, denn dadurch kann man den Hunger zunächst unterdrücken. Nach Feierabend wird dann endlich alles nachgeholt, was tagsüber zu kurz kam – oft im Stehen vor dem Kühlschrank. Der Heißhunger ist jetzt so groß, dass man keine Kontrolle mehr darüber hat, was alles in den Mund wandert.

Versuchen Sie sich daher, an fünf kleinere Mahlzeiten über den Tag verteilt zu gewöhnen, das beugt dem Heißhunger am besten vor.

Trinken Sie sich in Form

◆ Versuchen Sie, pro Tag zwei bis drei Liter Mineralwasser zu trinken, das Sie mit etwas Zitronensaft aromatisieren.

◆ Trinken Sie immer ein großes Glas Wasser, wenn Sie Hunger verspüren. Denn ein Durstgefühl kann als Hungersignal wahrgenommen werden. Oft verschwindet das Hungergefühl bereits, wenn der Körper ausreichend mit Flüssigkeit versorgt ist.

◆ Trinken Sie vor jeder Mahlzeit ein bis zwei große Gläser Wasser, das füllt den Magen und macht Sie schneller satt.

◆ Vergessen Sie zuckerhaltige Limonaden. Wenn Sie nicht auf den Genuss von Cola und Co. verzichten möchten, setzen Sie auf Light-Getränke, die mit Süßstoff gesüßt sind. Der beste und natürlichste Durstlöscher ist und bleibt aber Wasser.

◆ Warme Getränke sind manchmal regelrechte Seelentröster. Ersetzen Sie den geliebten Kaffee auch mal durch grünen Tee, Früchte- und Kräutertee oder eine heiße Brühe.

◆ Gönnen Sie sich aber öfter mal ein Glas Tomaten- oder Gemüsesaft. Das macht nicht nur satt, sondern liefert dem Körper auch wohltuende sekundäre Pflanzenstoffe, die eine vitaminähnliche Wirkung haben.

◆ Trinken Sie Alkoholisches nie auf nüchternen Magen. Der klassische Aperitif hat schließlich die Aufgabe, den Appetit zu steigern, und genau das passiert, wenn Sie einen guten Tropfen vor dem Essen genießen.

◆ Obstsäfte und Fruchtsaftgetränke sind keine Durstlöscher, sondern eher Zwischenmahlzeiten. Diese Produkte enthalten in der Regel sehr viel Zucker, der es auf Ihre Hüften abgesehen hat – auch wenn es der natürliche Zucker der Früchte ist.

◆ Verdünnen Sie Säfte mit reichlich Wasser zu einer dünnen Schorle und genießen Sie diesen Drink als Snack. Bedenken Sie: Statt einem großen Glas Saft können Sie auch eine Portion Obst verspeisen – und das überzeugt einen hungrigen Magen einfach mehr.

Der feine Unterschied: Saft, Nektar oder Limonade

Fruchtsaft besteht zu 100 Prozent aus reinen Früchten. Aber auch der natürliche Zuckergehalt füttert das Hüftgold! Ein Liter Apfelsaft ist schnell getrunken und liefert etwa 500 Kilokalorien.

Fruchtnektar ist eine Mischung aus Trinkwasser und Fruchtsaft oder Fruchtmark. Der Fruchtanteil liegt je nach Sorte bei 25 bis 50 Prozent. Fruchtnektar darf bis zu 20 Prozent aus Zucker bestehen, so dass ein Liter Fruchtnektar bis zu 200 Gramm Zucker enthalten kann.

Fruchtsaftgetränke bestehen aus Trinkwasser, Fruchtsaft, Fruchtsaftaromen und Zucker oder anderen Süßungsmitteln. Der Fruchtanteil ist sehr gering, der Kaloriengehalt dagegen umso höher. Besser zu anderen Durstlöschern greifen!

Limonaden enthalten Trinkwasser, das mit Zucker, Aromen, Fruchtsaft oder Koffein (bei Cola) gemischt wird. Ein Liter normale Cola enthält etwa 40 Stück Würfelzucker, das entspricht 100 Gramm Zucker. Eine Alternative sind Light-Limonaden, die mit kalorienfreiem Süßstoff gesüßt werden.

Gemüsesäfte bestehen zu 100 Prozent aus Gemüse, dürfen aber Zusätze, wie z. B. Essig, Kochsalz, verschiedene Zuckerarten, Honig, Kräuter und Gewürze, enthalten. Diese Säfte enthalten oft sehr viel Kochsalz, so dass man sie am besten mit Wasser verdünnt genießt.

Mineralwasser – Ihr Partner beim Abspecken

Mineralwasser ist viel mehr als nur ein kalorienfreier Durstlöscher. Es liefert lebenswichtige Mineralstoffe (Elektrolyte), die der Körper regelmäßig aufnehmen muss. In Mineralwasser liegen diese Elektrolyte bereits in gelöster Form vor, so dass sie besonders schnell ins Blut gelangen. Vor allem Calcium und Magnesium spielen hier eine wichtige Rolle. Calcium stärkt die Knochen und beugt so einer Osteoporose (Knochenschwund) vor. Calciumreiches Mineralwasser ist eine gute und kalorienfreie Alternative zu Milchprodukten. Konzentrationsstörungen, Schwindel oder Muskelkrämpfe können erste Anzeichen sein, dass dem Körper Magnesium fehlt. Ein kräftiger Schluck aus der Mineralwasserflasche füllt die Speicher schnell wieder auf.

Den Darm in Schwung halten

Auf dem Weg zur schlanken Linie ist (Mineral-)Wasser ein idealer Partner: Es hat keine Kalorien, mindert Hungergefühle und beugt Mineralstoffmangel vor. Außerdem hält seine Kohlensäure den Darm in Schwung, der gerade beim Abnehmen gerne mal etwas träge wird. Gerade bei dem Abschmelzen von Fettpölsterchen ist es wichtig, viel zu trinken, damit die Nieren alle Abbauprodukte aus dem Körper spülen können. Mineralwasser ist aber auch ein wahrer Jungbrunnen. Eine ausreichende Flüssigkeitszufuhr und die im Wasser enthaltenen Elektrolyte sorgen für eine optimale Gewebespannung und somit für eine straffe Haut und einen jugendlichen Teint. Achten Sie beim Kauf von Mineralwasser auf einen hohen Gehalt an Calcium und Magnesium.

Tipp

Ein Prosit der Gesundheit
Halten Sie sich bei Einladungen oder wenn Sie im Restaurant speisen lieber an trockenen Wein, Sekt oder Weinschorlen. Ein kühles Helles gönnen Sie sich lieber wieder nach der Abspeckzeit, denn Bier bezeichnet man nicht ohne Grund als flüssiges Brot.

Tipps für den schlauen Kochmuffel-Einkauf

Ich empfehle Ihnen, in den nächsten Wochen Zucker zu meiden, Ihre Gerichte mit Süßstoff abzuschmecken und bei Brot auf Vollkornprodukte zu setzen. Die Werbeaussagen auf Lebensmitteln können oder sollen uns Verbraucher aber manchmal ganz schön verwirren. Daher hier ein paar Tipps für Ihren Kochmuffeleinkauf:

Das verrät die Zutatenliste von Lebensmitteln

Die Informationen auf dem Etikett oder der Verpackung sind eine Art Visitenkarte von verpackten Lebensmitteln. Unter dem Begriff »Zutaten« finden Sie viele Stoffe, die bei der Herstellung von verpackten Lebensmitteln verwendet werden. Dabei sind die Zutaten mengenmäßig in absteigender Reihenfolge aufgeführt – das heißt, die größte Menge steht am Anfang, die kleinste am Ende der Liste. Wenn Sie also beispielsweise ein Lebensmittel mit wenig Zuckeranteil kaufen möchten, sollten Sie darauf achten, dass der Zucker möglichst weit hinten in der Zutatenliste steht.

Der Einkaufszettel ist eine Hilfe

Kennen Sie das? Eigentlich wollten Sie nur einmal durch den Supermarkt schlendern, und jetzt ist der Korb voll. Lauter Dinge sind da unbemerkt in Ihren Einkaufswagen gewandert, die Sie eigentlich gar nicht brauchen. Was erst einmal zu Hause eingelagert ist, wird natürlich auch irgendwann gegessen.

Ärgern Sie sich nicht, sondern gratulieren Sie Ihrer Einkaufsstätte zu dem gelungenen Marketing. Damit Sie nicht mehr in diese Falle tappen, rate ich zu einem Einkaufszettel. Schreiben Sie genau auf, was Sie wo zu kaufen gedenken und setzen Sie Ihr Vorhaben in die Tat um.

Körnerbrot ist noch lange kein Vollkornbrot

Der Begriff »Vollkorn« ist gesetzlich geschützt und sagt aus, dass ein Getreideprodukt aus dem ganzen Korn hergestellt wird, so dass alle wertvollen Nährstoffe des Getreidekorns auch in den Produkten enthalten sind. Was viele Verbraucher nicht vermuten: Die Körner müssen dabei nicht in dem Brot zu sehen sein. Auch

Tipp

Hunger weckt die Kauflust

Gehen Sie niemals hungrig in einen Supermarkt. Mit knurrendem Magen fällt es Ihnen viel schwerer, nur das Notwendige zu kaufen. Hunger ist der größte Feind für Ihr Abspeckprojekt, und das fängt schon beim Einkaufen an.

Vollkornmehl kann ganz fein vermahlen sein wie weißes Mehl. Geschmacklich unterscheiden sich diese Brote nur sehr wenig von Brot mit hellem Auszugsmehl.

Als Vollkorn verkleidet

Viele Bäckereien bewerben ihre »Körnerbrötchen« oder »Körnerbrote« lautstark und fordern hohe Preise. In der Regel handelt es sich dabei um Produkte aus hellem Auszugsmehl, die als Vollkornbrot »verkleidet« werden. Da wird oft mit Malz gefärbt und durch die Zugabe von »Körnern« (z. B. Leinsamen, Kürbiskerne, Sonnenblumenkerne) der Eindruck erweckt, dass es sich um ein Vollkornprodukt handelt. Lassen Sie sich auch nicht durch schöne Begriffe wie »Vollwert«, »Mehrkorn« oder »Kraftkorn« etc. aufs Glatteis führen.

Für Vollkorn gilt: Nur wenn Vollkorn darauf steht, muss auch Vollkornmehl oder Vollkornschrot verarbeitet worden sein. Vollkornbrot muss mindestens zu 90 Prozent aus Vollkornmehl oder -schrot bestehen. Fragen Sie beim Bäcker daher ganz kritisch nach, achten Sie auf die Verpackung oder kaufen Sie Ihr Brot in Biobäckereien, wo man Sie gut beraten wird.

Ein Wort zu Süßungsmitteln

Während der Kochmuffel-Diät sollten Sie puren Zucker möglichst meiden. Es gibt eine Vielzahl von Alternativen, die Lebensmitteln einen süßen Geschmack verleihen. Zu diesen sogenannten Süßungsmitteln zählen Zuckeraustauschstoffe und Süßstoffe.

Zuckeraustauschstoffe sind keine Alternative

Viele verarbeitete Lebensmittel werben damit, dass sie keinen Zucker enthalten oder mit natürlicher Fruchtsüße gesüßt sind.

Tatsächlich enthalten die Produkte aber oft sogenannte Zuckeraustauschstoffe, und das sind Verwandte des Haushaltszuckers. Hierzu zählen Zuckeralkohole (wie Isomalt, Mannit, Maltit, Lactit, Sorbit, Xylit) und die Zuckerart Fructose (Fruchtzucker). Sie gehören zu den kalorienhaltigen Süßungsmitteln und sind keine gute Alternative zu Haushaltszucker,

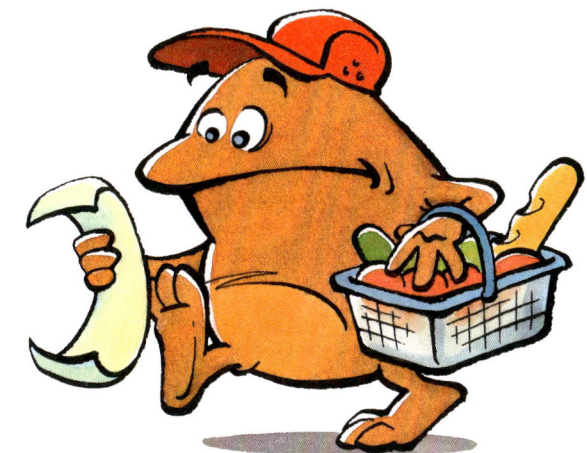

Kochmuffel
(coquinus mufflius)

Nichts tut der Kochmuffel lieber als einkaufen. Schließlich herrschen im Supermarkt geradezu paradiesische Zustände, die seinen Lebensgewohnheiten voll und ganz entsprechen: süße Limonaden, leckere Knabbersachen und herrliche Leckereien soweit das Auge reicht.

wenn es darum geht, seine überflüssigen Pfunde loszuwerden. Während Zuckeralkohole etwa 40 Prozent weniger Kalorien als Zucker liefern, hat Fruchtzucker etwa den gleichen Kaloriengehalt wie üblicher Haushaltszucker.

Süßstoffe – hier haben Sie die Wahl

Süßstoffe schmecken mindestens zehnmal süßer als Zucker und liefern keine oder nur sehr wenige Kalorien. Süßstoffe gibt es als Tafelsüßen, in Tablettenform für Heißgetränke, als flüssigen Süßstoff zum Kochen, Backen und für Desserts oder als Streusüßen. Da die einzelnen Süßstoffe nicht immer einen abgerundeten Süßgeschmack vermitteln, werden sie häufig miteinander kombiniert. Welche Süßstoffe Sie im Rahmen Ihrer Diät einsetzen, bleibt Ihrem persönlichen Geschmack überlassen. Ein Überblick:

◆ Saccharin
◆ Cyclamat
◆ Aspartam
◆ Acesulfam-K
◆ Thaumatin
◆ Neohesperidin C
◆ Sucralose

Bewegung lässt die Pfunde purzeln

Jeder Schritt, den Sie täglich tun, verbraucht Energie. Planen Sie bei Ihrem Abnehmvorhaben von Anfang an die körperliche Bewegung ein. Keine Angst! Sportliche Höchstleistungen müssen Sie nicht erbringen. Die Fettverbrennung kurbeln Sie ganz einfach durch ausdauernde Bewegung an: Zügiges Spazierengehen, Wandern, Walken, Radfahren oder Schwimmen sind ideale Begleiter beim Abnehmen.
Aber natürlich können Sie ganz nach persönlichem Geschmack auch mit jedem anderen Sport Bewegung in Ihr Leben bringen – die Tabelle auf Seite 41 verrät Ihnen den Kalorienverbrauch von verschiedenen Sportarten.

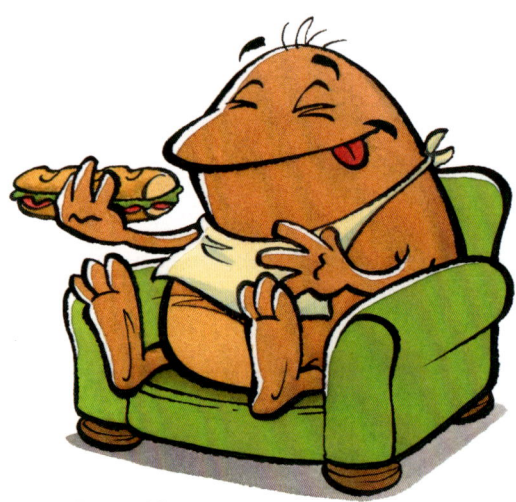

Kochmuffel
(coquinus mufflius)

Leicht zu erkennen ist der Kochmuffel auch an seiner unverkennbaren Schwäche für Süßigkeiten. Gummibärchen, Schokolade, Eis – ob als Nascherei zwischendurch oder gar als Ersatz für eine Hauptmahlzeit ist dem niedlichen Tierchen dabei einerlei.

Bewegung mit Maß und Ziel

Bei jeder Art von Sport gilt immer: Bloß nicht aus der Puste kommen. Sind Sie außer Atem, klingeln in Ihrem Körper die Alarmglocken, weil er nicht mehr genügend Sauerstoff bekommt. Dieser Zustand behindert das Abschmelzen Ihrer Fettpölsterchen sogar. Planen Sie etwa dreimal pro Woche mindestens eine halbe Stunde – besser eine Stunde – für die Bewegung ein. Steigern Sie die Belastung dabei sehr langsam. Durch jede Art von körperlicher Bewegung bauen Sie aktive Muskelmasse auf, und das steigert wieder den Energieverbrauch. Hier einige Vorschläge zu sportlichen Aktivitäten, die Sie in Form bringen:

Zügiges Spazierengehen

Einfach etwas spazieren gehen ist eine Bewegungsform, die fast jeder von uns umsetzen kann. Gönnen Sie sich ein Paar bequeme Schuhe und marschieren Sie so oft wie möglich los. Ganz egal, ob Sie dabei die Natur genießen möchten oder lieber die Schaufenster abklappern. Hauptsache ist, dass Sie sich überhaupt bewegen und Spaß dabei haben. Nehmen Sie sich vor, mindestens dreimal pro Woche etwa eine halbe Stunde spazieren zu gehen.

Walking

Walking – das ist ein bisschen zügiger als Wandern, ein wenig langsamer als Laufen. Außer geeignetem Schuhwerk brau-chen Sie keine spezielle Ausrüstung. Walking belastet den passiven Bewegungsapparat (z. B. Wirbelsäule und Gelenke) deutlich weniger als Joggen. Damit ist Walking insbesondere für ältere Personen, Übergewichtige und Menschen mit Gelenkverschleißerscheinungen (Arthrose) geeignet. Mit Walking kann man fast genauso viele Kalorien verbrennen wie durch Joggen, wenn man sich entsprechend schnell bewegt.

Beim Walking werden die Arme intensiver eingesetzt als beim Spazierengehen. So kommt noch mehr Schwung in die Bewegung.

Tipp

Rechnen Sie mit dem kleinen Hunger

Der Energieverbrauch durch körperliche Bewegung bleibt in den Schaltzentralen Ihres Körpers keineswegs unbemerkt. Rechnen Sie damit, dass sich nach dem Sport der Hunger rührt. Packen Sie eine Flasche Mineralwasser und etwas Obst oder einen Snack aus Ihrem Kochmuffel-Programm in die Sporttasche. Ansonsten ertappen Sie sich vielleicht dabei, dass Sie wie ein hungriger Tiger durch die Stadt streifen und Essbares suchen.

Radfahren

Eine Radtour verbraucht eine Menge Energie, auch wenn Sie langsam unterwegs sind. Im Gegensatz zum Joggen schont das Radeln die Gelenke, so dass auch schwerere Menschen mit dem Fahrrad gut trainieren können. Das funktioniert auch zu Hause auf dem Hometrainer. Stellen Sie Ihr Rad beispielsweise vor den Fernseher und schauen Sie beim Strampeln Ihre Lieblingssendung an – dann vergeht die Zeit wie im Flug. Außerdem sind Sie mit einem Hometrainer unabhängig vom Wetter: Egal, ob es draußen stürmt oder schneit – Sie können jederzeit etwas für Ihre schlanke Linie tun!

Schwimmen

Gehen Sie mal wieder ins Schwimmbad. Kaum eine Aktivität ist so erholsam und entspannend wie das Schwimmen. Gerade Menschen mit Übergewicht empfinden die Bewegung im Wasser oft als besonders angenehm, da man das eigene Gewicht nicht so spürt und weniger Kilos tragen muss. Deshalb ist Schwimmen auch der Klassiker unter den Fatburner-Sportarten. Es schont die Gelenke und bietet das umfassendste Training unter den Ausdauersportarten. So gut wie alle großen Muskelgruppen des Körpers werden beim Schwimmen gefordert, und das gleichmäßiger als beim Laufen oder Radfahren. Außerdem muss der Körper schon Energie verbrennen, um die Körpertemperatur in dem kälteren Wasser aufrechtzuhalten.

Generell sollten Sie mindestens 20 Minuten bei etwa gleichbleibendem Tempo schwimmen, damit Ihr Körper Fett verbrennt.

Zum Eingewöhnen reicht es ein- oder zweimal pro Woche insgesamt 200 bis 400 Meter zu schwimmen. Später können Sie Ihr Training auf dreimal pro Woche und 600 bis 800 Meter steigern. Und wenn Ihnen das »einfache« Schwimmen mal zu langweilig ist, probieren Sie doch auch einmal Aqua-Jogging oder Wassergymnastik aus.

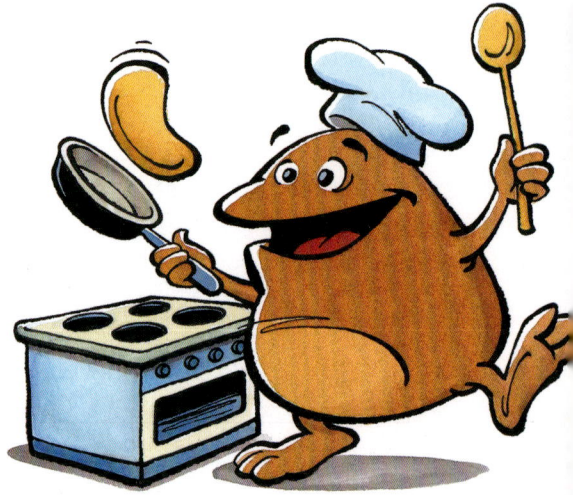

Kochmuffel
(coquinus mufflius)

Wie auch bei der Nahrungsaufnahme ist der sonst so aufgeweckte Zeitgenosse bezüglich etwaiger sportlicher Betätigung eher bequem, bisweilen gar faul. Nicht selten führt das zu kleineren Speckröllchen an Bauch und Hüfte, die er dann nur schwer wieder losbekommt.

So viele Kalorien verbrauchen Sie beim Sport

Sportart	Energieverbrauch in kcal pro 15 Minuten Aktivität bei einem Körpergewicht von				
	55 kg	65 kg	75 kg	85 kg	95 kg
Aerobic	81	96	110	125	141
Aqua-Fitness	110	129	147	167	188
Badminton	80	95	110	123	138
Basketball	114	135	155	176	197
Bowling	80	95	110	125	138
Box-Gymnastik	114	135	155	176	197
Frisbee spielen	81	96	113	126	141
Fußball	114	134	153	176	195
Geräte-Training	96	113	131	149	165
Golf	71	83	96	108	122
Gymnastik	54	65	74	85	95
Inline-Skating	96	110	132	150	167
Jogging langsam	113	132	150	165	195
Jogging schnell	165	210	240	270	300
Mountain-Biking	119	140	162	183	206
Power-Walking	80	95	110	125	138
Radfahren 9 km/h	53	63	72	81	92
Radfahren 15 km/h	83	98	113	128	143
Schwimmen Brust/zügig	134	158	182	206	231
Schwimmen Kraul/zügig	128	152	174	198	222
Skifahren langsam	99	116	134	150	170
Skifahren schnell	118	140	161	182	204
Snowboarden	112	133	153	173	193
Spazierengehen (3 km/h)	43	50	59	67	75
Squash	176	207	239	269	302
Tennis	90	107	123	140	156
Trekking	68	80	93	105	117
Volleyball	41	50	56	64	72
Walking	62	72	84	96	107
Windsurfen	57	69	80	89	101
Yoga	51	60	71	78	89

Mit der Diät durch dick und dünn

Eine Diät muss in der heutigen Zeit vor allem eines: im Alltag bestehen. Komplizierte Gerichte zubereiten, Kalorienzählen oder Punkte sammeln – dazu fehlt den meisten heute nicht nur die Lust, sondern auch die Zeit. Hier finden Sie ganz praktische Tipps, wie Sie Ihr Abspeckvorhaben im Alltag ganz souverän meistern.

Abnehmen – auch im Alltag

Wir essen immer öfter unterwegs, in der Kantine oder verpflegen uns am Imbiss. Wenn ich dann meine guten Abnehmvorsätze einfach nicht umsetzen kann, endet das Unternehmen »Abspecken« ganz schnell im Frust. Die Erkenntnis: »Heute habe ich es wieder nicht geschafft, aber morgen …« führt dann zu der berühmt-berüchtigten »Ab-Morgen-Diät«, mit der man sich über Jahre quälen kann, ohne auch nur ein Gramm abzunehmen.

Wie überstehe ich Einladungen?

Einladungen können zu einem echten Alptraum werden, wenn man gerade an seiner Wunschfigur arbeitet. Viele Gastgeber sind ausgesprochen besorgt um das leibliche Wohl ihrer Gäste. Dann wird ständig nachgeschenkt und der Nachschlag immer wieder angepriesen. Dabei sind Sie froh, gerade so erfolgreich mit Ihrem Diätvorhaben zu sein, und geraten ganz leicht in eine Zwickmühle.

Plan 1: Sie gehen in die Offensive

Bedanken Sie sich für die Einladung und sprechen Sie bereits im Vorfeld an, dass Sie gerade eine Diät machen, sich aber trotzdem auf das Treffen freuen. Ein aufmerksamer Gastgeber wird Sie jetzt bereits fragen, was Sie denn im Rahmen Ihrer Diät essen dürfen.

Plan 2: Sie hüten Ihr kleines Geheimnis

Sie kennen Ihren Gastgeber und wissen, was passiert? Er wird versuchen, Ihnen Ihr Abnehmvorhaben auszureden. Thematisieren Sie die Diät erst gar nicht. Essen Sie nach den Tipps des Kochmuffels, und das sehr langsam. Wird die zweite Portion verteilt, ist Ihr Teller noch gut gefüllt. Betonen Sie, dass es sehr gut schmeckt, aber dass Sie es einfach nicht gewöhnt sind, so viel zu essen.

Kleine Schwindeleien sind erlaubt

Kommen Sie trotzdem nicht aus der Nummer raus, ziehen Sie die Reißleine mit einer kleinen Schwindelei. Klagen Sie über Magenbeschwerden oder eine kleine Unpässlichkeit, das wird in der Regel hingenommen. Das Thema »Diät« weckt nicht selten so manchen Besserwisser aus seinem Dornröschenschlaf und kann dann endlose Diskussionen auslösen.

So meistern Sie den Kaffeeklatsch

Freuen Sie sich auf die Kaffeerunde, aber überlegen Sie schon vorab, was und wie viel Sie essen möchten. Also beispielsweise: »Ich esse ein Stück Kuchen, aber bestimmt nicht mehr.« Extraportionen lehnen Sie freundlich, aber bestimmt ab. Vermeiden Sie unbedingt Sätze wie: »Eigentlich darf ich ja nicht, aber …« – dadurch lösen Sie nur Debatten um das Thema Abnehmen aus. Betonen Sie lieber, dass der Kuchen köstlich ist, dass Sie jetzt aber satt und zufrieden sind.

Im Urlaub nehme ich immer zu

Urlaub, das ist Entspannung pur. Wer möchte jetzt schon an eine Diät denken, die ja irgendwie immer für Verzicht steht. Nehmen Sie sich einfach vor, im Urlaub Ihr Gewicht zu halten, und genießen Sie das Essen ohne schlechtes Gewissen. Versuchen Sie aber auch in der schönsten Zeit des Jahres, Ihr Sättigungsgefühl zu erspüren, und legen Sie das Besteck beiseite, wenn der Hunger gestillt ist. Essen Sie das Dessert nicht zusätzlich auf einen vollen Magen, sondern planen Sie es bereits bei der Vorspeise ein und halten sich dann bei den ersten Gängen etwas zurück. Werden Sie gerade im Urlaub auch körperlich aktiv. Kleine Spaziergänge, die Stadtbesichtigung oder ein paar geschwommene Bahnen im Pool helfen Ihnen bereits beim Halten Ihrer Figur. Oder erkunden Sie die Gegend auf dem Rad, mittlerweile kann man fast überall Räder mieten.

Ihr Auftritt am Buffet

Nichts reizt Menschen, die gerne essen, so sehr zur Völlerei, wie das überladene Buffet. Die heiße Schlacht am Buffet weckt schnell unsere Urtriebe wie Gier und das Gefühl, zu kurz zu kommen. Vergessen Sie den Vielfraß und setzen Sie auf Genuss. Sie müssen nicht alles essen, was auf dem Buffet steht. Wählen Sie kleine Portionen von den Speisen, auf die Sie am meisten Lust haben. Das Geschmackserlebnis haben Sie auch, wenn sich die Teller nicht so sehr biegen. Lassen Sie sich zwischen den Gängen etwas Zeit und trinken Sie reichlich Wasser. Wählen Sie ganz bewusst eine Vorspeise, einen Hauptgang und ein kleines Dessert.

Die richtige Wahl im Restaurant

Im Restaurant sind Sie mit der Kochmuffel-Diät gut aufgehoben, wenn Sie nur die richtige Auswahl treffen. Studieren Sie die Speisekarte mit einer Kochmuffel-Abspeck-Brille:

◆ Einen Salatteller finden Sie fast in jedem Lokal. Bestellen Sie Salat immer mit einem Dressing aus Essig und Öl statt Sahnesauce oder Mayonnaise.
◆ Wählen Sie bei Fleisch- und Fischgerichten die unpanierten Varianten. Gegrilltes Fleisch oder gedünsteter Fisch sind ein guter Griff.
◆ Fragen Sie bei den Beilagen nach einer doppelten Portion Gemüse oder Salat und verzichten Sie auf Pommes, Reis, Pasta und Co.
◆ Lassen Sie im Restaurant Brot und Butter als Vorspeise links liegen.
◆ Gerade, wenn Sie sehr hungrig sind, sollten Sie lieber gleich eine Suppe oder einen Salat als Vorspeise bestellen. So ist der erste Hunger figurfreundlich besiegt.
◆ Fragen Sie im Lokal einfach nach, ob Sie den Beilagensalat bereits als Vorspeise erhalten können. Meistens ist das kein Problem.

Deutsche Hausmannskost

Sie haben heute Lust auf deutsche Küche? Kein Problem – so treffen Sie die richtige Wahl:

◆ Verzichten Sie auf panierte Produkte wie Schnitzel oder Backfisch. Gönnen Sie sich lieber ein Schnitzel »natur« oder Steaks.
◆ Wählen Sie Kassler, Schweinerückenbraten, Schweinesteaks anstelle von Mettwurst, Bratwurst oder Bockwurst.
◆ Ersetzen Sie Beilagen auf der Basis von Kartoffeln, Reis und Nudeln durch eine zusätzliche Portion Gemüse oder einen Beilagensalat.
◆ Grünkohl, Rotkohl, Sauerkraut, Wirsing, Rosenkohl sind gute Begleiter.
◆ Muscheln, gedünsteter Fisch, Wildgerichte oder Salatteller sind eine gute Idee.
◆ Eintöpfe sollten nicht überwiegend aus Kartoffeln bestehen. Fragen Sie nach der Einlage. Geben Sie Kassler oder Rindfleisch den Vorzug gegenüber Würsten.

Auf zum Chinesen

Im Chinarestaurant oder am Asia-Imbiss können Sie die Kochmuffel-Diät gut umsetzen:

◆ Gönnen Sie sich zuerst eine Gemüsesuppe, Hühnersuppe oder Krabbensuppe, allerdings ohne Teigtaschen.
◆ Wählen Sie ein Hauptgericht mit viel Gemüse.
◆ Huhn, Tofu, Rind oder Hummerkrabben sind eine gute Wahl.
◆ Meiden Sie Spanferkel, Ente und panierte Speisen.
◆ Vergessen Sie den Reis bis nach Ihrer Diät.

Italienischer Abend

Es zieht Sie zu Ihrem Lieblings-Italiener? Die Kochmuffel-Diät macht das mit, wenn Sie sich nur ein wenig umstellen:

◆ Verzichten Sie auf das Brot als Vorspeise, bestellen Sie sich lieber ein paar leckere Oliven.
◆ Genießen Sie zunächst einen Salat oder Gemüse-Antipasti.
◆ Danach gibt es Fisch, Meeresfrüchte, Tintenfisch ohne Panade, Kalbsschnitzel natur, Kalbsleber, Kaninchen oder ein Rindersteak.
◆ Bestellen Sie dazu eine doppelte Portion Gemüse statt Reis, Nudeln oder Kartoffeln.
◆ Dazu gibt es nach Belieben auch ein Gläschen Vino rosso oder bianco – nur trocken sollte er sein.
◆ Trinken Sie zusätzlich reichlich Wasser über den Abend.

Essen auf die Schnelle

Auch wenn Sie öfter unterwegs sind und kein Kochmuffel-Gericht mitnehmen können, müssen Sie nicht gleich in die Diätfalle tappen.

Beim Metzger

Wählen Sie Frikadellen oder Schnitzel ohne Panade. Fragen Sie nach Salaten ohne Mayonnaise, wie z. B. Krautsalat oder Paprikasalat. Aus der heißen Theke gibt es oft gebratene Hähnchenbrust, Schweinebraten oder Kassler mit Sauerkraut. Verzichten Sie auf Klöße, Kartoffeln, Reis oder das Brötchen. Gulaschsuppe, Linsen- oder Erbseneintopf dürfen Sie sich auch schmecken lassen, falls sie nicht überwiegend aus Kartoffeln bestehen.

Eine gute Wahl:
◆ 1 Frikadelle ohne Panade, 200 Gramm Krautsalat mit Essig und Öl.
◆ 1 Scheibe Kassler (mager) mit Grünkohl oder Sauerkraut.

Am Imbiss-Stand

Schlagen Sie am besten den Weg zu türkischen oder asiatischen Imbissen ein. Hier finden Sie eine enorme Auswahl an frischen Salaten, leichten Gemüsegerichten und herzhaften Eintöpfen.
Bestellen Sie Döner und Gyros ohne Fladenbrot auf einem Teller. Statt Pommes wählen Sie eine große Portion Beilagensalat. Gyros und Döner sind oft extrem fett und sollten daher eher die Ausnahme sein. Etwas leichter ist die Variante mit Hähnchenfleisch. Am Orient-Grill erhalten Sie aber oft sehr leckeres Grillgemüse.
Beim Asiaten verzichten Sie auf Frittiertes und lassen den Reis diskret auf dem Teller liegen.

Eine gute Wahl:
◆ Eine kleine Portion Gyros (maximal 150 g) mit jeweils einer großen Portion Rotkohl- und Weißkohlsalat und 2 Esslöffel Tsatsiki.

◆ Ein Schaschlikspieß, 250 Gramm Puszta-Salat. Jeder Gemüsesalat, der mit Essig-und-Öl-Dressing zubereitet ist, eignet sich als Beilage zu dem Spieß.

In Fast-Food-Ketten

Amerikanisches Fast Food hat nicht viel zu bieten, was Sie auf Ihrem Weg zum Wunschgewicht wirklich weiterbringt. Die meisten Produkte liefern viel Fett und schnell verfügbare Kohlenhydrate. Die Sättigungswirkung hält bei Fast Food wie Burgern und Co. meist nicht lange an. Wenn Sie keine Alternative haben, wählen Sie am besten einen Salat mit einem Dressing auf der Basis von Essig und Öl. Ergänzen Sie den Salat durch einen Hamburger, aber lassen Sie das Brot einfach auf dem Tablett liegen. Verzichten Sie auf Limonaden, greifen Sie lieber zu Wasser, Orangensaft oder Light-Getränken.

Tipp

Was steckt in Bratwurst und Pommes?
Eine Portion Bratwurst mit Pommes enthält fast so viel Energie, wie Sie an einem ganzen Tag bei der Kochmuffel-Diät aufnehmen. Alles, was in die Fritteuse wandert, sollten Sie beim Abnehmen meiden.

Im Supermarkt

Bedienen Sie sich an der Obst- und Gemüsetheke und wählen Sie dazu fettarme, ungesüßte Milchprodukte wie Buttermilch, Kefir oder Joghurt. Auch Mixed Pickles oder andere, sauer eingelegte Gemüse sind ein guter Griff. In der Frischtheke finden Sie fast immer fertige Salatteller. Denken Sie auch mal an Fisch: Geräucherter Lachs, Makrele oder Krabben peppen jeden Fertigsalat auf.

Kennen Sie Salatdressings für Kochmuffel?

Was Sie bei fertigen Salatdressings beachten sollten: Bereiten Sie Trockenprodukte aus dem Beutel nach Anweisung mit Olivenöl zu. Bei Fertigdressings sollten Sie Produkte auf der Basis von Essig und Öl oder Joghurt wählen. Achten Sie auch auf die Zutatenliste: Fertigdressings sind manchmal nicht nur sehr fett, sondern enthalten oft auch viel Zucker.

Ihr Countdown vor der Diät

Der grauen Theorie sollen jetzt langsam Taten folgen. Hier erhalten Sie noch einige Tipps, wie Sie sich auf die nächsten vier Wochen vorbereiten.

Misten Sie Ihren Kühlschrank aus

Werfen Sie einen Blick in Ihren Kühlschrank und befreien Sie ihn von allem

So einfach ersetzen Sie Figurfallen

Raus aus dem Kühlschrank	Rein in den Kühlschrank
Mayonnaise	cremiger Joghurt (1,5 % Fett)
Nuss-Nougat-Creme	Obstkompott
Konfitüren	
Butter, Margarine	Kräuterquark, Quark, körniger Frischkäse
Sahne	Milch
Ketchup	Tomatenmark
Schokoriegel	Schokolade mit hohem Kakaoanteil, »Bitterschokolade«
Leberwurst, Blutwurst, Fleischwurst	Bratenaufschnitt wie Putenbrust, Schweinebraten, Kassler
Limonade, Fruchtsaftgetränke	Mineralwasser, Diätgetränke mit Süßstoff
Bier	trockener Wein

überflüssigen Ballast. Für viele fett- oder zuckerhaltige Lebensmittel lassen sich leichtere Alternativen finden. In der Tabelle oben finden Sie einige Vorschläge, wie Sie Lebensmittel ersetzen können, die Sie in den nächsten 28 Tagen einfach nicht benötigen.

Räubern Sie die Naschecke

Naschvorräte mit Süßigkeiten und Knabbersachen wie Kartoffelchips oder Erdnussflips gibt es fast in jedem Haushalt.

Räumen Sie diese Vorräte aus und erfreuen Sie Ihre Nachbarn oder Freunde mit dem Naschwerk. Wenn Sie nicht ganz darauf verzichten möchten, gönnen Sie sich einen Artikel, wie z. B. eine Tafel Schokolade. Setzen Sie sich dabei aber ein deutliches Limit: Die Tafel Schokolade muss eine Woche reichen. Ist sie vorher verschwunden, gibt es erst einmal keinen Nachschub. Ein absolutes Verbot von Naschwerk verstärkt nur den Drang danach. Genießen Sie in Maßen und ohne schlechtes Gewissen.

Horten Sie Getränke

Legen Sie Mineralwasservorräte an und überlegen Sie sich, ob Sie in den nächsten Wochen vielleicht mehr Früchtetee oder grünen Tee trinken möchten. Kaufen Sie entsprechende Produkte ein, die Ihnen gut schmecken. Alkoholisches mit viel Zucker und Bier deponieren Sie im Keller. Wenn Sie nicht ganz auf Alkohol verzichten möchten, rüsten Sie sich mit trockenem Wein oder Sekt aus.

Planen Sie Ihre Erfolgsstory

Statten Sie sich mit einer Waage, einem Maßband und einem kleinen Tagebuch aus. Schreiben Sie Ihren Gewichtsverlauf auf und messen Sie Ihren Umfang mit dem Maßband genau da, wo Sie Pölsterchen stören, also beispielsweise am Bauch,

Tipp

Nehmen Sie es locker!
Seien Sie nicht so hart zu sich, auch wenn Sie ab und zu einmal über die Stränge schlagen. Sie müssen einfach etwas Geduld haben, bis Sie Ihre Pfunde wieder los sind. Schließlich haben Sie sich das Hüftgold ja auch nicht an einem Wochenende angefuttert.

der Taille, Po und Oberschenkeln. Wenn Sie mögen, halten Sie auch Ihre Stimmung fest und wie viel Bewegung Sie umsetzen konnten.

Was esse ich in den nächsten Tagen?

Schauen Sie sich die Vorschläge zu den Mahlzeiten in Ihrer ersten Kochmuffel-Woche an. Sicher gibt es Gerichte, die Ihren Vorlieben mehr oder weniger entsprechen. Treffen Sie bereits jetzt eine Wahl, denn Sie dürfen ja alle Gerichte austauschen oder mehrmals pro Woche verspeisen.

Wie beziehe ich mein persönliches Umfeld ein?

Überlegen Sie sich, wie Sie Ihre Familie, Freunde und Arbeitskollegen in Ihr Abnehmvorhaben einbeziehen. Besprechen Sie mit Ihrem Partner und/oder den Kindern, wie man Ihr Unternehmen unterstützen kann. Planen Sie ganz praktisch, wie sich Ihre Lieben in den nächsten Wochen verpflegen. Viele Gerichte der Kochmuffel-Diät sind durchaus familientauglich, wenn Ihre Lieben einfach zusätzlich ein paar Beilagen essen, wie Kartoffeln, Reis, Nudeln oder etwas Brot.

Sind Sie eher ein Herdentier, das sich gerne mitteilt?

Dann beziehen Sie Ihre Freunde in Ihre Pläne ein. Gehen Sie ganz offen damit um, dass Sie abnehmen möchten. Vielleicht gibt es ja sogar Gleichgesinnte in Ihrem Umfeld, die auch abspecken möchten und die Diät gleich mitmachen. So eröffnen Sie Ihre eigene kleine Abnehmgruppe, mit der Sie Erfahrungen, Erfolge oder Niederlagen teilen können. Auch das Bewegungsprogramm fällt vielen Menschen in einer Gruppe leichter.

Oder sind Sie eher der Typ »einsamer Wolf«?

Wer ankündigt, dass ein Abspeckprogramm auf dem Plan steht, stellt sich damit immer der Kritik oder auch dem Spott seiner Mitmenschen. Wenn Sie keine Kommentare wie »Wo willst du denn abnehmen?« oder »Das musst du ganz anders machen« hören möchten, legen Sie einfach stillschweigend mit Ihrem Vorhaben los.
Sobald Ihr Umfeld von der Diät weiß, wird man Sie beobachten, Ihre Figurentwicklung genau taxieren und nach den Erfolgen fragen. Je nachdem, welcher Typ Sie sind, setzen Sie sich mit dem Dauerthema »Diät« unter einen enormen Druck. Dieser Zustand ist gerade für Menschen, die nicht so gerne im Mittelpunkt stehen, oft eine echte Belastung.

Planen Sie die Bewegung ein

Planen Sie bereits vor der Diät ganz genau, an welchen Tagen Sie aktiv werden wollen – auch wenn es nur ein Spaziergang oder der kleine Stadtbummel ist. Tragen Sie die Termine gut sichtbar in Ihren Kalender ein.

Tipp

Bewegung im Alltag
Gehen Sie so viel wie möglich zu Fuß! Vergessen Sie den Lift, Rolltreppen und Laufbänder. Nutzen Sie auch die Mittagspause zu einem kleinen Spaziergang: Jeder Schritt, den Sie zusätzlich tun, ist auch ein Schritt zu Ihrem großen Ziel – dem Wunschgewicht.

Auf Motivation setzen

Setzen Sie sich kleine Ziele. Packen Sie Ihren schicksten Anzug, die alte Lieblingsjeans oder den Bikini aus. Positionieren Sie diese Motivationshilfen als Stolperfalle in der Wohnung, also beispielsweise im Badezimmer neben der Waage. Schlüpfen Sie ab und zu einmal hinein, denn kleine Abnehmerfolge zeigen sich hier meistens zuerst.

Gehen Sie es langsam an

Setzen Sie sich beim Abspecken nie zu sehr unter Druck, denn das führt zu einer klassischen Stresssituation, die das Abnehmen sogar behindert. Sie brauchen einfach ein wenig Geduld auf Ihrem Weg zum Wunschgewicht, und einem echten Kochmuffel kann man die Laune schließlich nicht so schnell verderben.

Kochmuffel

(coquinus mufflius)

Der goldige Geselle ist äußerst gutmütig und hat keine
natürlichen Feinde. Schwer zu schaffen macht ihm allerdings
oftmals sein leichtes bis starkes Übergewicht, das seinem
gesegneten Appetit und der besonderen Vorliebe für kalorien-
reiche Fertignahrung zuzuschreiben ist.

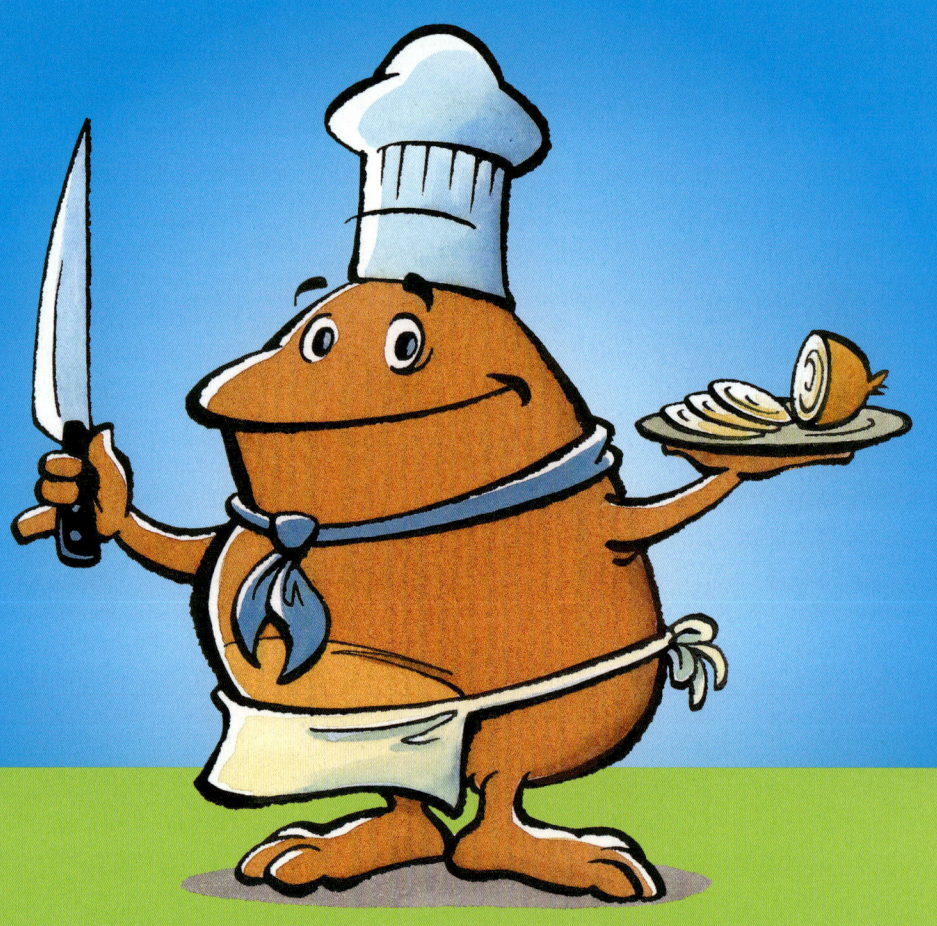

Hier sind die Rezepte – viel Spaß!

Kapitel 2

28 Tage abspecken als Kochmuffel

Was Sie jetzt vielleicht nicht erwarten: Ab heute gibt es richtig viel zu essen – jeden Tag ein Frühstück, zwei Hauptgerichte und zwei Snacks. Natürlich können Sie Ihre persönlichen Vorlieben beibehalten. Tauschen Sie die Rezepte einfach nach Lust und Laune untereinander aus oder setzen Sie Lieblingsgerichte öfter auf Ihren Speiseplan.

Tipps vor dem Start

Bei den Zutaten der Kochmuffelrezepte finden Sie sehr oft Tiefkühlprodukte, Konserven oder Trockenprodukte, die Zeit bei der Zubereitung einsparen. Natürlich haben Sie die Freiheit, bei jedem Gericht die frischen Alternativen zu verwenden. Der Kochaufwand ist dann etwas größer, aber manchmal packt ja auch einen Kochmuffel der sportliche Ehrgeiz, den Kochlöffel zu schwingen. Dabei können Sie Zutaten austauschen, die Sie absolut nicht mögen oder die mal nicht erhältlich sind:

◆ Seelachs, Rotbarsch, Kabeljau, Tilapia, Pangasius oder Forelle dürfen Sie untereinander auswechseln. Dabei enthält Seefisch im Gegensatz zu Süßwasserfisch viel Jod, das den Stoffwechsel zusätzlich ankurbelt. Wenn Sie keine Meeresfrüchte wie Garnelen/Krabben mögen, können Sie diese durch die gleiche Menge Fischfilet, mageres Geflügelfleisch oder Tofu ersetzen.

◆ Auch Fleisch wie Geflügel, Lamm, Schwein und Rind können Sie untereinander austauschen. Wählen Sie dabei immer fettarme Fleischteile. Schneiden Sie sichtbares Fett vor dem Verzehr ab. Eine Fleischportion können Sie auch durch die gleiche Menge Tofu oder zwei Hühnereier ersetzen.

◆ Blattsalate tauschen Sie ganz nach Saison und Ihren Vorlieben aus. Das gilt auch für Gemüse: Nur bei Gemüsesorten, die sehr süß schmecken (z. B. Dosenmais, Erbsen, gekochte Möhren), sollten die Portionen nicht zu üppig sein.

◆ In den Rezepten verwenden wir überwiegend Olivenöl. Sie können aber auch das geschmacklich neutralere Rapsöl verwenden. Es hat für unseren Körper die gleichen positiven Eigenschaften wie Olivenöl. In einigen Rezepten finden Sie auch Kürbiskernöl als Zutat, das Sie auch in Probierfläschchen erhalten. Sie können es aber auch ruhigen Gewissens durch Olivenöl ersetzen, da es relativ teuer ist.

Ihre Grundausstattung für den Start

Die Basics

Salz

Pfeffer

Oliven- oder Rapsöl

Kürbiskernöl

Balsamico-Essig

Flüssiger Süßstoff

Zitronensaft

Sojasauce

Tabasco

Flüssige Suppenwürze

Curry

Zimt

Getrocknete Kräuter
(Bohnenkraut, Oregano, Thymian)

Körnige Instantbrühe oder
Fond aus dem Glas

Senf

Tomatenmark

Für die Vorratskammer

Haferkleieflocken

Kernige Haferflocken

Salatdressings auf der Basis
von Essig und Öl oder Joghurt

Tomatensauce für Pasta
(Arrabbiata, Napoli)

Eier

Geriebener Parmesan

Gemüse (Glas):
Artischocken, Rotkohl, Spargel,
grüne Bohnen, Champignons

Sauergemüse (Glas):
Paprika, Möhrensalat, Rote Bete,
Selleriesalat, Mixed Pickles, Puszta-
Salat, saure Gurken, Thaisalat

Obstkompott, ohne Zuckerzusatz
(Glas):
Apfel, Aprikose, Pfirsich, Rhabarber

Rote Grütze, ohne Zuckerzusatz (Glas)

Bohnen und Linsen (Dose)

Sauerkraut (Dose)

Suppen (Dose):
Gulasch-, Bihun-, Hochzeitssuppe

Geflügelbockwurst (Glas)

Tomatenstücke (Dose)

Thunfisch, ohne Öl (Dose)

Sanddornsaft

Gemüsesaft und/oder Tomatensaft

Früchtetee, Grüner Tee

Mineralwasser

Für den Kühlschrank

Naturjoghurt (1,5 % Fett)

Magerquark

Kräuterquark

Kefir, Buttermilch oder Sojamilch

Körniger Frischkäse
(Cottage Cheese, Hüttenkäse)

Los geht's mit einer Turbowoche

In dieser Startwoche wird sich Ihr Stoffwechsel ein wenig umstellen. Ihr Körper soll sich jetzt daran gewöhnen, dass er seine wohlbehüteten Fettreserven verbrennen muss – und das macht er nur unter Murren. Es ist also normal, wenn Sie in dieser Zeit auch einmal Heißhunger auf Süßes oder geliebte Knabbereien bekommen. Hier ein paar Tipps, wie Sie das in den Griff bekommen, ganz ohne Zwang.

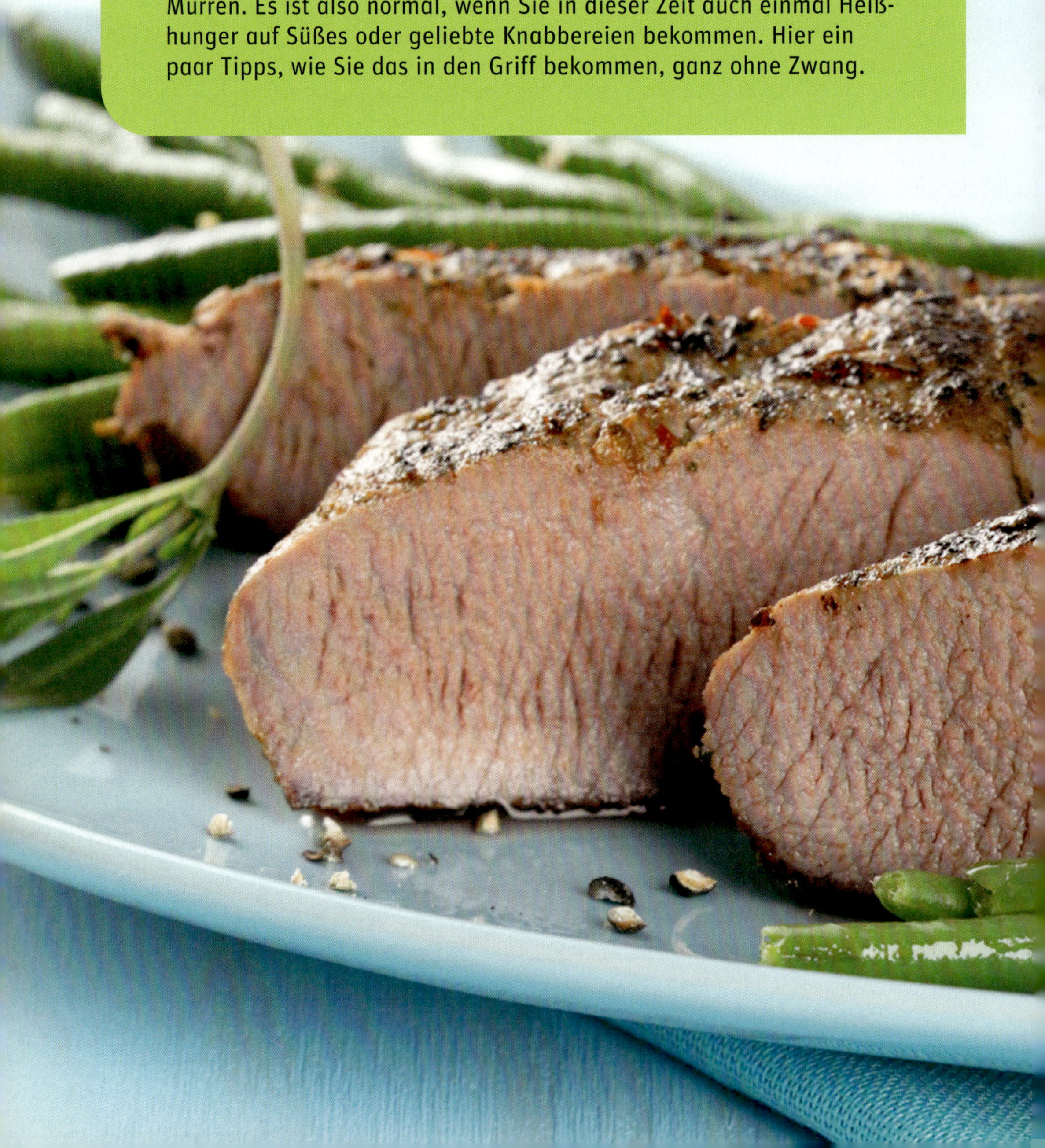

So einfach funktioniert das Abnehmen als Kochmuffel

Quälen Sie sich nicht, wenn Sie in dieser ersten Woche Lust auf Süßes verspüren: Genießen Sie ein kleines Stück Schokolade oder einen Keks nach den Hauptmahlzeiten. Versuchen Sie aber, immer öfter Ihren Hunger auf Süßes mit Obst oder Milchprodukten, die Sie mit Süßstoff süßen, zu stillen. An Obst gibt es ein reichhaltiges Angebot. Die Portionen für einen Snack habe ich für Sie bereits zusammengestellt, Sie können ganz nach Belieben ein Obst der Saison auswählen. Mit jedem Tag, den Sie durchhalten, wird Ihr Verlangen nach Süßem schließlich etwas kleiner, und Sie können sich dauerhaft von Ihrem Heißhunger befreien.

Frisches Obst zum Naschen – Sie haben freie Auswahl!

Eine Portion sind …

- ◆ 1 Apfel
- ◆ 1 Birne
- ◆ 1 kleine Banane
- ◆ 1 Grapefruit
- ◆ 1 kleine Kaki
- ◆ 1 Kaktusfeige
- ◆ 1 Nektarine
- ◆ 1 Orange
- ◆ 1 Pfirsich
- ◆ 2 Feigen
- ◆ 2 Kiwi
- ◆ 2 Mandarinen

… oder je 100 g

- ◆ Ananas
- ◆ Cherimoya
- ◆ Granatapfel
- ◆ Jackfrucht
- ◆ Litschi

… oder je 150 g

- ◆ Guave
- ◆ Holunderbeeren
- ◆ Honigmelone
- ◆ Kapstachelbeeren
- ◆ Mango
- ◆ Maulbeeren
- ◆ Mirabellen
- ◆ Pflaumen
- ◆ Preiselbeeren
- ◆ Quitten
- ◆ Reineclauden
- ◆ Süßkirschen
- ◆ Weintrauben

… oder je 200 g

- ◆ Aprikosen
- ◆ Brombeeren
- ◆ Blaubeeren
- ◆ Erdbeeren
- ◆ Himbeeren
- ◆ Johannisbeeren
- ◆ Karambole
- ◆ Papaya
- ◆ Rhabarber
- ◆ Sauerkirschen
- ◆ Stachelbeeren
- ◆ Wassermelone

Insider-Wissen für Kochmuffel

Ganz wichtig zu wissen: Die Rezepte sind immer für eine Portion berechnet. Die Zutatenmengen in den Rezepten entsprechen dem sogenannten »verzehrbaren Anteil«. Das heißt, Obst und Gemüse sind bereits geputzt, Produkte aus der Konserve erst abgetropft und dann gewogen.
In den Rezepten verwenden wir oft Fertigprodukte, die entsprechend gekennzeichnet sind. Sie finden in der Zutatenliste daher folgende Abkürzungen, die Kochmuffelherzen sicherlich höher schlagen lassen:

- ◆ **TK** = Tiefkühlprodukte
- ◆ **C** = Convenience-Produkte (in Folie eingeschweißte Lebensmittel)
- ◆ **K** = Konserve (Dose, Glas)
- ◆ **T** = Trockenprodukte

Die Zubereitung der Rezepte nimmt in der Regel nicht mehr als 15 Minuten in Anspruch, die besonderen Rezepte (Festtagsmenüs etc.) natürlich ausgenommen. Freuen Sie sich jetzt auf leckere Mahlzeiten, die im Handumdrehen zubereitet sind und Sie so richtig in Form bringen. Auf den nächsten Seiten finden Sie Wochenpläne und Rezepte, mit denen Sie auch als bekennender Kochmuffel 28 Tage gut essen und trotzdem gesund abspecken können. Und zu guter Letzt: Vielleicht wundern Sie sich, dass bei den Rezepten keine Kalorienangaben stehen. Das ist gut so – denn so kommen Sie gar nicht erst in Versuchung, »eingesparte« Kalorien durch einen Schokoriegel zu ersetzen!

Tipp

Ohne Frühstücksbrot geht gar nichts?
In der ersten Turbowoche Ihres Programms sind keine Brotmahlzeiten zum Frühstück vorgesehen, da sich Ihr Stoffwechsel jetzt etwas umstellen soll. Wenn Sie aber nicht auf Ihr Frühstücksbrot verzichten möchten, greifen Sie auf die Vorschläge in den Wochen zwei bis vier zurück. Achten Sie dann darauf, dass Sie immer »echtes Vollkornbrot« einkaufen.

Die richtige Pfanne macht das Brutzeln leichter

Bei Pfannengerichten sollten Sie zu einer beschichteten Pfanne greifen, in der Sie mit wenig oder sogar ganz ohne Fett garen können. Moderne, gusseiserne Pfannen sind ebenfalls eine gute Wahl. Sie lassen sich in der Regel stärker erhitzen als beschichtete Pfannen und eignen sich hervorragend zum Braten von Steaks und Kurzgebratenem. Trennen Sie sich lieber von alten Schätzchen, die Ihnen den Spaß am Kochen endgültig verleiden.

Kochmuffel-Dressings

Falls Ihnen Fertigdressings nicht so gut schmecken, hier zwei Alternativen zum Selbermachen. Kräftig geschüttelt halten sie sich einige Tage im Kühlschrank, also am besten gleich auf Vorrat zubereiten.

Schnelle Vinaigrette:

Je 1 EL Olivenöl, Zitronensaft, Wasser zusammen mit je 1 TL Senf und Salatkräutern (T) vermischen. Mit Salz und Pfeffer abschmecken und in ein Glas mit Schraubverschluss füllen. Kräftig schütteln!

Joghurtdressing:

100 g cremigen Joghurt (1,5 % Fett) mit je 1 TL Olivenöl, Zitronensaft (K), Senf und Salatkräutern (T) vermischen. Mit Salz und Pfeffer abschmecken und in ein Glas mit Schraubverschluss füllen. Gut schütteln!

Schnelle Varianten für Dressings:

Den Geschmack von Salatdressings, egal ob fertig gekauft oder selbst gemacht, verändern Sie im Handumdrehen durch ein paar Zutaten: Verwenden Sie wahlweise 1 TL Currypulver, 1 TL Paprikapulver, 1 TL Ketchup oder Meerrettich, einige Spritzer flüssige Suppenwürze oder Sojasauce.
Besonders aromatisch werden Dressings mit Kräutern wie Petersilie, Schnittlauch oder Dill. Verwenden Sie frische Kräuter, Trockenmischungen oder fertig geschnittene Salatkräuter aus der Tiefkühltruhe.

... und hier kommen noch die Turbodressings:

◆ Salat mit 1 EL Kürbiskernöl und 2 EL Balsamico-Essig beträufeln. Salzen und pfeffern.
◆ Über den Salat 2 EL Zitronensaft und 1 EL Olivenöl geben. Mit Salz und Pfeffer abschmecken.

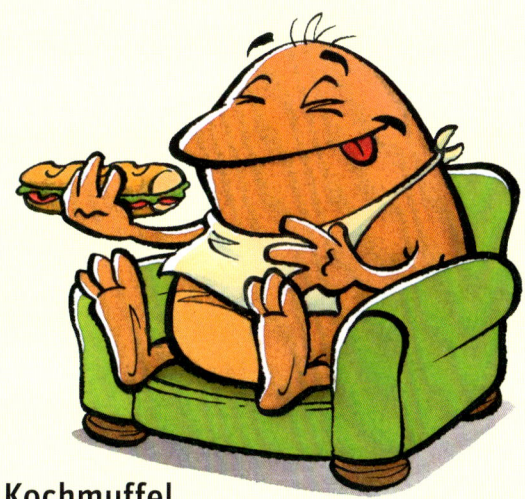

Kochmuffel
(coquinus mufflius)

Kochmuffel sind nicht eigentlich faul, aber sie lieben es eher bequem. Wo sein Futter herkommt, ist ihm eigentlich egal: Hauptsache, es geht schnell, schmeckt gut und macht wohlig satt. Und so ist das putzige Geschöpf auch ausgesprochen kreativ, wenn es darum geht, sich mit wenig Aufwand den Bauch mit allerlei Leckereien vollzuschlagen.

Ihr Wochenplan für die 1. Woche

	Tag 1	Tag 2	Tag 3
Frühstück	Obstquark im Handumdrehen	Beerentrunk	Krabben auf Eier-Carpaccio
Snack 1	Würziger Frischkäse	Möhren mit Dip	Sanddornquark
Mahlzeit 1	Bockwurst im Sauerkrautnest	Schnelle Minestrone	Asia-Pfanne mit Tofu
Snack 2	Obst nach Belieben	Obstkompott	Gemüsesaft
Mahlzeit 2	Tomatensalat mit Thunfisch	Pute mit Curry-Zucchini	Pikantes Schweinefilet mit Möhren

Tag 4	Tag 5	Tag 6	Tag 7
Obstkompott auf Zimtjoghurt	Rührei mit Pilzen	Joghurt mit Sauerkirschen	Apfelmüsli
Obst nach Belieben	Beerenmilch	Obst nach Belieben	Gemüsesaft
Bihun-Suppe mit Sojasprossen	Pute mit Rucola-Tomaten-Salat	Gulaschtopf mit Pilzen	Forelle auf Rote Bete
Milchgenuss	Möhrensalat	Milchgenuss	Marinierter Paprika
Thymianfisch aus dem Ofen	Zucchini in Pastasauce	Mariniertes Lammsteak mit Bohnen	Brathähnchen mit Krautsalat

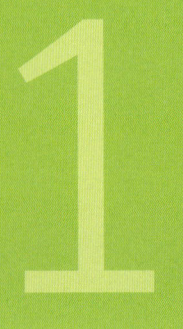

Tag 1

Mein Plan für heute:
Frühstück: Obstquark im Handumdrehen
Snack 1: Würziger Frischkäse
Mahlzeit 1: Bockwurst im Sauerkrautnest
Snack 2: Obst nach Belieben
Mahlzeit 2: Üppiger Tomatensalat mit Thunfisch

Zutaten:
200 g Magerquark
2 EL Mineralwasser mit
Kohlensäure
1 EL Zitronensaft (K)
200 g Obstkompott (K),
ohne Zuckerzusatz
Süßstoff | 1 EL Haferkleie-
flocken

Obstquark im Handumdrehen

Den Quark mit Mineralwasser und Zitronensaft glatt rühren. Das Kompott unter den Quark mischen und mit Süßstoff abschmecken. Den Quark mit Haferkleieflocken garnieren.

Tipp: Zitronensaft erhalten Sie im Handel bei Säften als Direktsaft in der Flasche.

Würziger Frischkäse

100 g körnigen Frischkäse mit Salz und Pfeffer würzen und gut verrühren.

Zutaten:
300 g verzehrfertiges
Sauerkraut (K, C)
150 g Geflügel-Bockwurst
(K; ca. 170 kcal
pro 100 g) | Senf

Bockwurst im Sauerkrautnest

Das Sauerkraut langsam erhitzen. Die Bockwürstchen auf das Kraut legen und warm werden lassen. Das Gericht mit Senf servieren.

Tipp: Verzehrfertiges Sauerkraut gibt es im Supermarkt entweder aus der Dose oder in Portionstüten eingeschweißt zu kaufen.

Obst nach Belieben

Wählen Sie aus der Liste auf Seite 55 eine Portion frisches Obst.

Tomatensalat mit Thunfisch

*Zutaten: 400 g Tomaten
2 EL Balsamico-Essig
1 EL Kürbiskernöl | Salz
Pfeffer | 50 g Thunfisch
ohne Öl (K)
1 TL Oregano (T)
1 große Zwiebel*

Die Tomaten waschen und in Scheiben schneiden, mit Balsamico-Essig und Kürbiskernöl beträufeln. Die Tomatenscheiben mit Salz und Pfeffer würzen. Den Thunfisch gut abtropfen lassen, zerpflücken und auf den Tomaten verteilen. Oregano über den Thunfisch streuen. Die Zwiebel abziehen, in Ringe schneiden und auf dem Salat verteilen.

Tipp: Noch schneller geht es mit 2 EL Zwiebelwürfeln aus der Tiefkühltheke.

Variante: Wenn Sie gerne Kapern essen, können Sie den Salat noch mit 2 TL Kapern (K) aromatisieren. Schärfe bekommt der Salat durch 2 Peperoni (K), die Sie in Ringe schneiden und auf dem Salat verteilen.

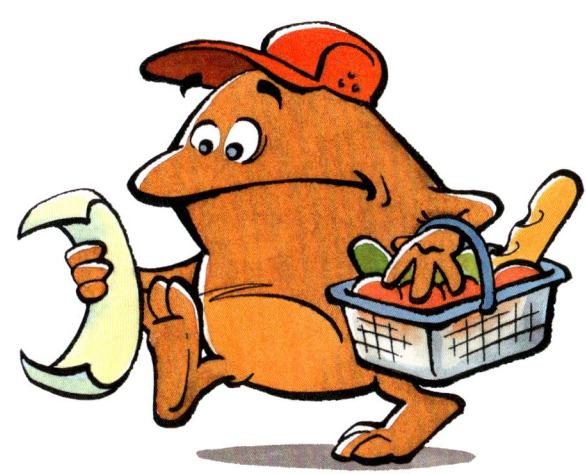

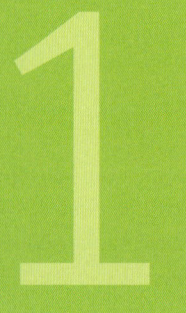

Tag 2

Mein Plan für heute:
Frühstück: Beerentrunk
Snack 1: Möhren mit Dip
Mahlzeit 1: Schnelle Minestrone
Snack 2: Obstkompott
Mahlzeit 2: Pute mit Curry-Zucchini

*Zutaten: 200 g Beeren,
z. B. Erdbeeren, Himbeeren
(frisch, TK, K), ohne
Zuckerzusatz | 200 g Butter-
milch (oder fettarme
Milch, Kefir, Sojamilch)
1 TL Zitronensaft (K)
1 EL Haferkleieflocken
Süßstoff*

Beerentrunk

Die Beeren waschen und gut abtropfen. Tiefgekühlte Beeren schon am Vorabend zum Auftauen in den Kühlschrank legen. Die Früchte mit Buttermilch, Zitronensaft und Haferkleieflocken im Mixer pürieren oder einfach gut mischen. Den Beerentrunk mit Süßstoff abschmecken.

Variante: Die Beeren durch 3 Kiwis oder 1 kleine Banane ersetzen.

Möhren mit Dip

3 große Möhren waschen und putzen. Mit 50 g Kräuterquark als Dip genießen.

*Zutaten: 300 ml Gemüse-
saft (K) | 300 g Suppen-
gemüse (TK) Tabasco und
flüssige Suppenwürze
Salz | Pfeffer
2 EL geriebener
Parmesan*

Schnelle Minestrone

Den Gemüsesaft mit dem Suppengemüse aufkochen. Das Gemüse etwa 5 Minuten gar ziehen lassen. Die Minestrone mit Tabasco, Suppenwürze und nach Wunsch mit Salz und Pfeffer abschmecken. Mit Parmesan bestreuen und heiß genießen.

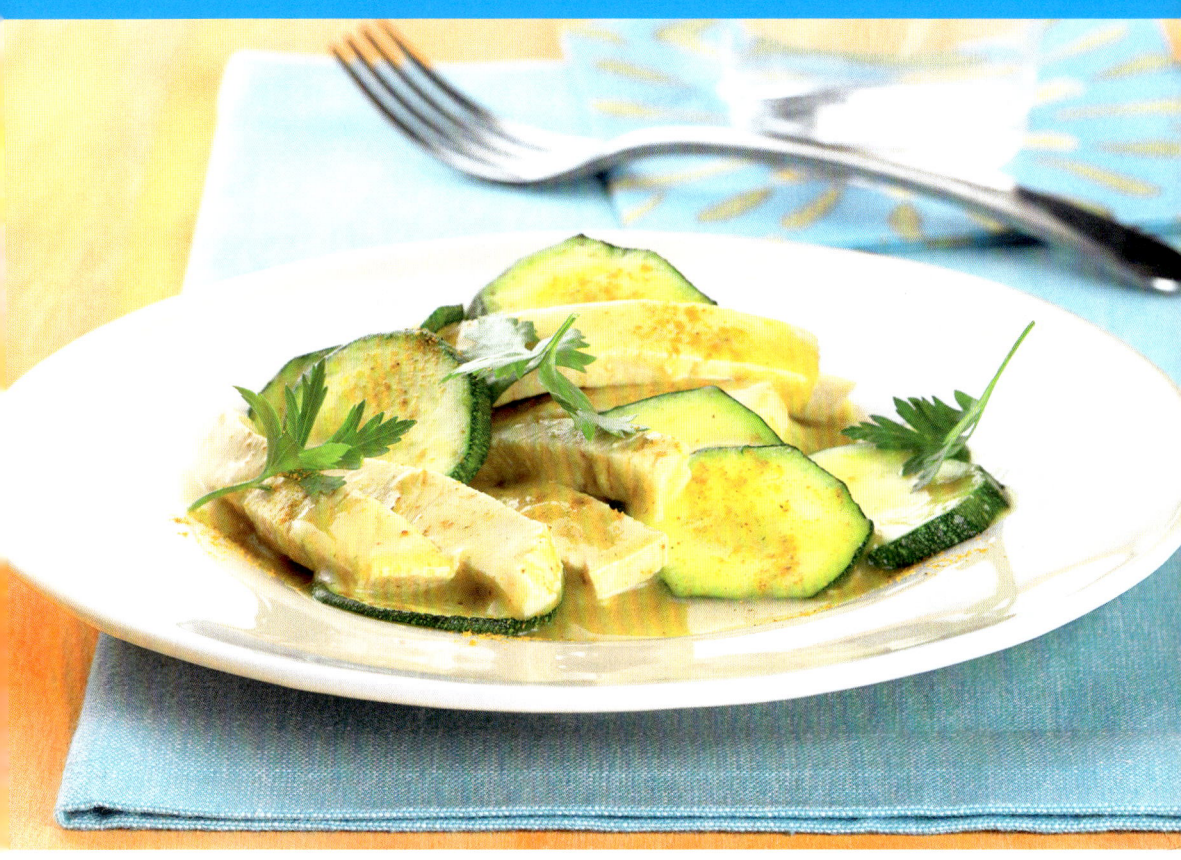

Obstkompott

200 g Obstkompott (K, ohne Zuckerzusatz)

Pute mit Curry-Zucchini

Das Öl in einer beschichteten Pfanne erhitzen und die Zwiebel darin dünsten. Die Zucchini in Scheiben schneiden und in die Pfanne geben. Unter Rühren kurz schmoren lassen. Curry, Sojasauce, Brühe und Zitronensaft zugeben. Das Fleisch in dem Gemüse erwärmen und das Gericht mit Salz und Pfeffer abschmecken.

Variante: Statt der Zucchini können Sie für das Putencurry auch grüne Bohnen aus dem Glas oder dem Tiefkühlfach verwenden.

*Zutaten: 1 EL Olivenöl
2 EL Zwiebelwürfel (TK)
300 g Zucchini
1 TL Currypulver
1 TL Sojasauce
1/8 l Hühnerbrühe
(Instant) | 1 EL Zitronensaft (K) | 200 g fertig
gegarte Putenbruststreifen (C, TK, Metzgerei),
ohne Panade | Salz
Pfeffer*

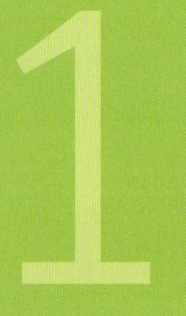

Tag 3

Mein Plan für heute:
Frühstück: Krabben auf Eier-Carpaccio
Snack 1: Sanddornquark
Mahlzeit 1: Asia-Pfanne mit Tofu
Snack 2: Gemüsesaft
Mahlzeit 2: Pikantes Schweinefilet mit Möhren

Zutaten: 2 hart gekochte Eier (z. B. Party-Eier) Salz | Pfeffer | 125 g ausgelöstes, gegartes Garnelenfleisch/Krabben (K, C) | 1 EL Zitronensaft (K) | 1 TL Dill (T) 50 g Kräuterquark

Krabben auf Eier-Carpaccio

Die Eier pellen und in Scheiben schneiden. Mit Salz und Pfeffer würzen. Die Krabben mit Zitronensaft und Dill würzen und auf den Eiern verteilen. Mit Kräuterquark garnieren.

Variante: Den Quark können Sie durch körnigen Frischkäse ersetzen.

Sanddornquark

100 g Magerquark mit etwas Mineralwasser und 2 EL Sanddornsaft glatt rühren und mit Süßstoff abschmecken.

Zutaten: 1 EL Olivenöl 400 g Asia-Gemüse (TK) 1 EL Sojasauce 100 g Tofu | 1 TL mildes Currypulver

Asia-Pfanne mit Tofu

Das Öl in einer Pfanne erhitzen. Das Gemüse darin unter Rühren garen. Mit Sojasauce abschmecken. Tofu mit Currypulver einreiben, würfeln und in dem Gemüse erwärmen.

Variante: Statt Tofu schmecken auch Krabben (K/C) oder gebratenes Hähnchenfleisch sehr gut.

Gemüsesaft

200 ml Tomatensaft

Pikantes Schweinefilet mit Möhren

Das Schweinefilet in drei Medaillons schneiden und dünn mit Senf bestreichen. Das Öl in einer beschichteten Pfanne erhitzen und das Fleisch darin etwa 5 Minuten rundum anbraten. Das Fleisch mit Brühe ablöschen und kurz gar ziehen lassen. Mit Salz und Pfeffer würzen. Die Möhren zu dem Fleisch geben, erhitzen und mit Petersilie servieren.

Variante: Die Möhren können Sie auch durch die gleiche Menge Zucchini oder Fenchel ersetzen.

*Zutaten: 200 g Schweine-filet | 1 TL Senf
1 EL Olivenöl
1/8 l Gemüsebrühe
(Instant) | Salz
Pfeffer | 400 g geschnit-tene Möhren (TK, C)
2 EL gehackte Peter-silie (T)*

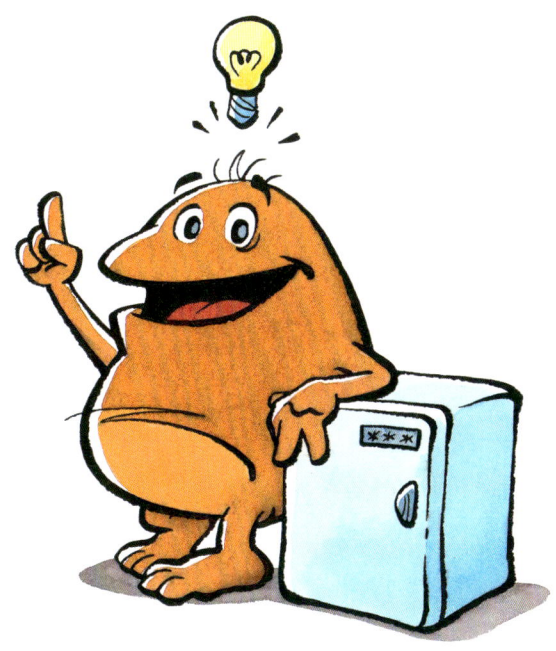

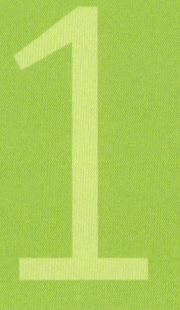

Tag 4

Mein Plan für heute:
Frühstück: Obstkompott auf Zimtjoghurt
Snack 1: Obst nach Belieben
Mahlzeit 1: Bihun-Suppe mit Sojasprossen
Snack 2: Buttermilch
Mahlzeit 2: Thymianfisch aus dem Ofen

Zutaten: 250 g Joghurt (1,5 % Fett) | Süßstoff 1 TL Zimt | 200 g Obstkompott (K), ohne Zuckerzusatz | 1 EL Haferkleieflocken

Obstkompott auf Zimtjoghurt

Den Joghurt nach Geschmack süßen und mit Zimt abschmecken. Das Kompott auf dem Joghurt verteilen. Mit Haferkleieflocken garnieren.

Variante: Das Obstkompott können Sie auch durch Rote Grütze (ohne Zuckerzusatz) ersetzen.

Obst nach Belieben

Wählen Sie aus der Liste auf Seite 55 eine Portion frisches Obst.

Zutaten: 400 ml Bihun-Suppe (K, TK) 200 g Sojasprossen (frisch, K) | Salz Pfeffer | Tabasco

Bihun-Suppe mit Sojasprossen

Die Suppe in einem Topf erhitzen. Die Sojasprossen abbrausen und gut abtropfen lassen, etwas zerkleinern und in der Suppe erhitzen. Die Suppe mit Salz, Pfeffer und Tabasco abschmecken.

Variante: Die Sprossen können Sie auch durch fein gehackten Brokkoli ersetzen.

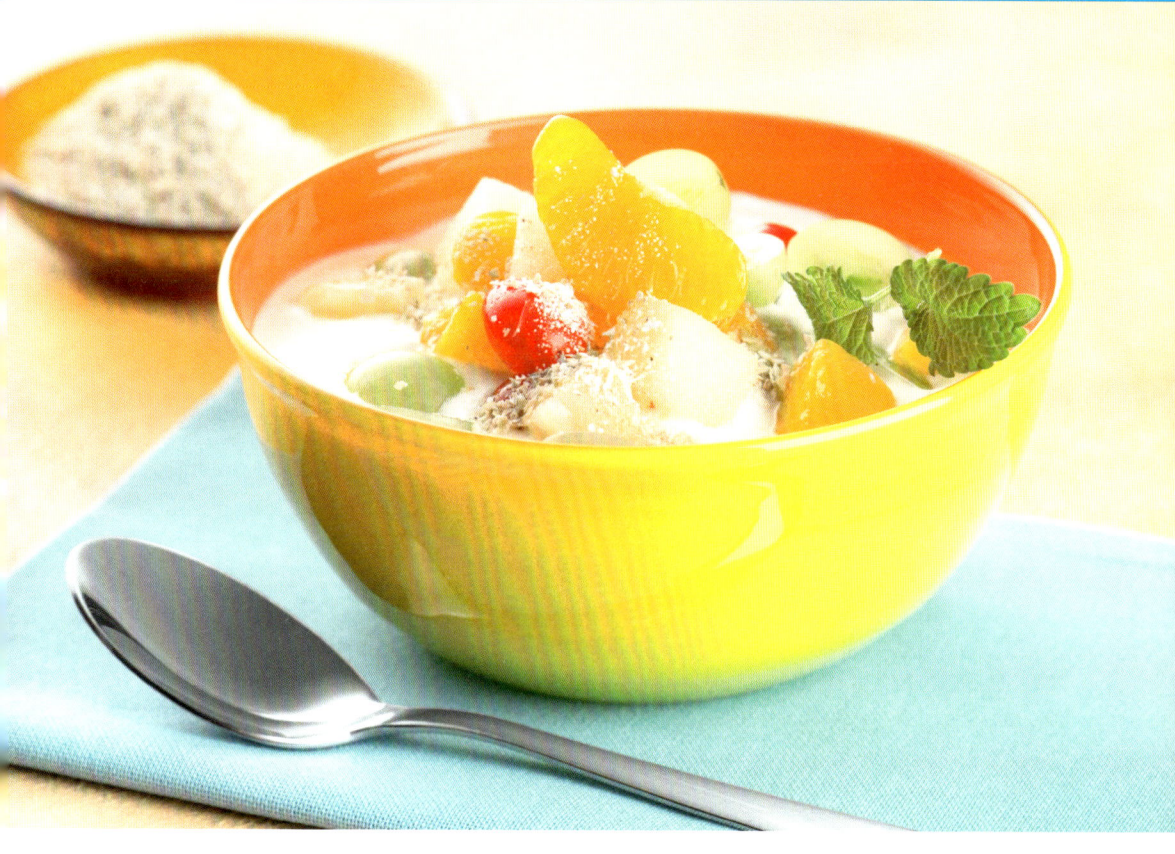

Milchgenuss

200 g Buttermilch

Thymianfisch aus dem Ofen

Den Backofen auf 220 °C vorheizen. Den Fisch gut abspülen und trocken tupfen. In eine feuerfeste Form legen, Thymian darüberstreuen, salzen und pfeffern. Lauchzwiebeln putzen, in Streifen schneiden und auf den Fisch legen. Tomatenstücke darüber verteilen und das Gericht mit Parmesan bestreuen. Den Fisch etwa 15 Minuten im Ofen garen.

Tipp: Bereiten Sie gleich zwei Portionen zu. Am nächsten Tag dann nur noch aufwärmen oder kalt genießen.

Zutaten: 200 g Fischfilet, z. B. Seelachs, Kabeljau (frisch, TK), ohne Panade 1 TL Thymian (T) | Salz Pfeffer | 2 Lauchzwiebeln (oder 2 EL Zwiebelwürfel, TK) | 200 g Tomatenstücke (K) | 1 EL geriebener Parmesan

67

Tag 5

Mein Plan für heute:
Frühstück: Rührei mit Pilzen
Snack 1: Beerenmilch
Mahlzeit 1: Pute mit Rucola-Tomaten-Salat
Snack 2: Möhrensalat
Mahlzeit 2: Zucchini in Pastasauce

Zutaten: 200 g Champignons (K, TK)
1 TL Rapsöl oder Olivenöl
2 Eier | Salz | Pfeffer
1 EL Schnittlauchröllchen (T)

Rührei mit Pilzen

Pilze aus dem Glas gut abtropfen lassen. Das Öl in einer beschichteten Pfanne erhitzen und die Pilze darin rundum anbraten. Die Eier verquirlen, salzen, pfeffern und über die Pilze geben. Die Eiermasse kurz stocken lassen und mit einem Pfannenwender zur Mitte hin zusammenschieben. Mit Schnittlauch servieren.

Beerenmilch

150 g Heidelbeeren (frisch, TK, K, ohne Zuckerzusatz) mit 200 g Buttermilch mischen oder pürieren und mit Süßstoff abschmecken.

Zutaten: 1 kleines Bund Rucola | 300 g Tomaten
2 EL Fertigdressing mit Essig und Öl | Salz Pfeffer | 150 g Putenbrustaufschnitt

Pute mit Rucola-Tomaten-Salat

Rucola und Tomaten waschen. Den Rucola hacken oder mit einer Schere klein schneiden. Die Tomaten vierteln und auf dem Rucola verteilen. Den Salat mit Dressing beträufeln, salzen und pfeffern. Die Putenbrust auf dem Salat anrichten.

Tipp: Für den Salat können Sie nach Belieben auch eines der Kochmuffel-Dressings (S. 57) verwenden.

Möhrensalat

200 g Möhrensalat (K, in Essigaufguss) gut abtropfen lassen. Nach Belieben mit etwas Zitronensaft (K), Salz und Pfeffer würzen.

Zucchini in Pastasauce

Zutaten: 400 g Zucchini Salz | 200 ml Tomaten- sauce für Pasta (K), z. B. Arrabbiata, Napoli 1 EL geriebener Parmesan

Die Zucchini waschen, putzen, der Länge nach vierteln und in 2 cm lange Stifte schneiden. Die Zucchinistifte in kochendem Salzwasser 3 bis 5 Minuten blanchieren und gut abtropfen lassen. Die Tomatensauce erhitzen und die Zucchini darin erwärmen. Das Gericht mit Parmesan servieren.

Tipp: Frisch geriebenen Parmesan erhalten Sie an jeder Käsetheke.
Blanchieren Sie gleich die doppelte Menge an Zucchini und wärmen Sie diese am nächsten Tag in der Tomatensauce wieder auf.
Das Gericht schmeckt warm und auch kalt.

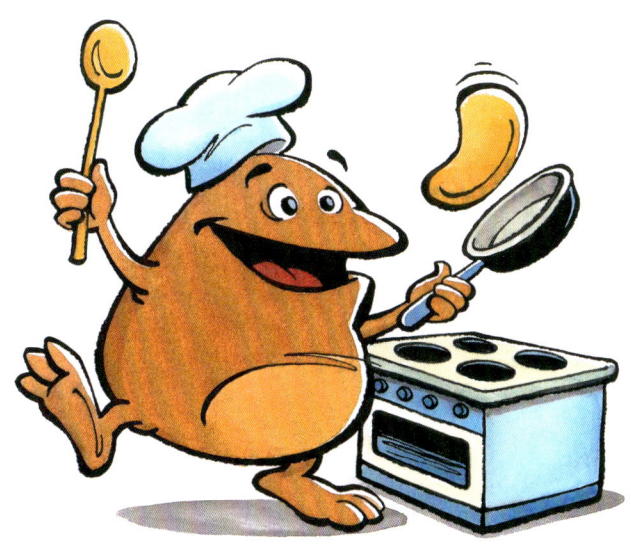

Tag 6

Mein Plan für heute:
Frühstück: Joghurt mit Sauerkirschen
Snack 1: Obst nach Belieben
Mahlzeit 1: Gulaschtopf mit Pilzen
Snack 2: Buttermilch
Mahlzeit 2: Mariniertes Lammsteak mit Bohnen

Zutaten: 200 g Sauerkirschen/Schattenmorellen (K), ohne Zuckerzusatz 250 g cremiger Joghurt (1,5 % Fett) | Süßstoff

Joghurt mit Sauerkirschen

Die Sauerkirschen gut abtropfen lassen. Den Joghurt unter die Kirschen mischen. Das Gericht nach Belieben mit Süßstoff abschmecken.

Variante: Die Sauerkirschen können Sie auch durch 200 g frisches Obst der Saison ersetzen.

Obst nach Belieben

Wählen Sie aus der Liste auf Seite 55 eine Portion frisches Obst.

Zutaten: 200 g Pilze (K, TK) | 400 ml Gulaschsuppe (K, TK) | Tabasco Salz | Pfeffer

Gulaschtopf mit Pilzen

Pilze aus dem Glas gut abtropfen lassen. Die Pilze in dünne Scheiben schneiden. Die Suppe erhitzen und die Pilze darin erwärmen. Den Gulaschtopf mit Tabasco, Salz und Pfeffer abschmecken.

Tipp: Noch schneller geht der Gulaschtopf mit fertig in Scheiben geschnittenen Pilzen aus dem Glas oder der Tiefkühltruhe.

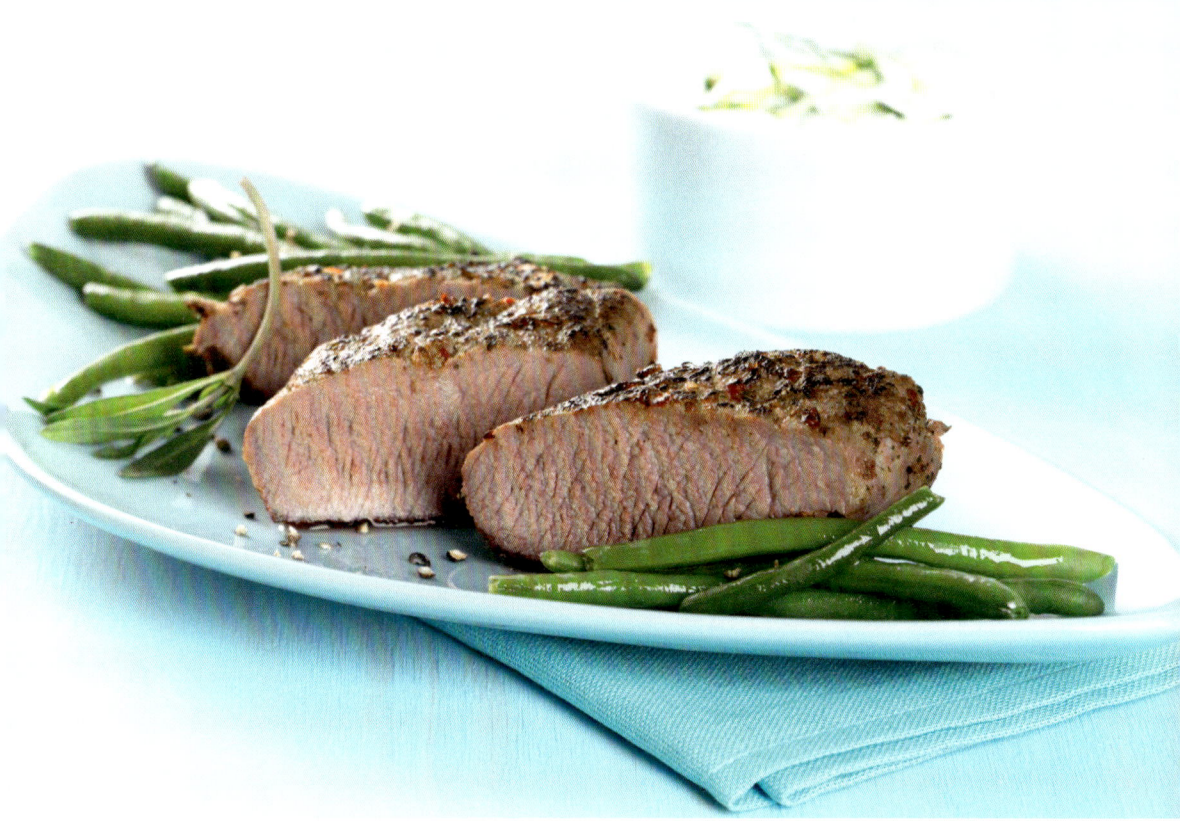

Milchgenuss

200 g Buttermilch

Mariniertes Lammsteak mit Bohnen

Das Öl in einer beschichteten Pfanne erhitzen und das Lammfleisch darin kräftig anbraten. Tiefgekühlte Bohnen in reichlich Salzwasser garen. Die Bohnen gut abtropfen lassen. Mit Bohnenkraut bestreuen und in der Pfanne mit dem Fleisch erwärmen. Das Gericht mit Salz und Pfeffer würzen, mit Tsatsiki servieren.

Variante: Das Lammfleisch können Sie auch durch mageres Rind- oder Putenfleisch – in einer Marinade Ihrer Wahl – ersetzen.

Zutaten: 1 EL Olivenöl 150 g fertig mariniertes Lammrückensteak (TK, C, Metzgerei), fettarm 300 g grüne Bohnen (TK, K) | Salz 1 TL Bohnenkraut (T) Pfeffer | 2 EL verzehrfertiges Tsatsiki

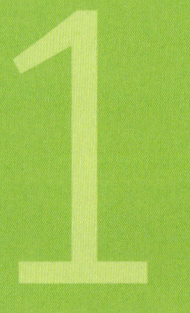

Tag 7

Mein Plan für heute:
Frühstück: Apfelmüsli
Snack 1: Gemüsesaft
Mahlzeit 1: Forelle auf Rote Bete
Snack 2: Marinierter Paprika
Mahlzeit 2: Brathähnchen mit Krautsalat

Apfelmüsli

Zutaten: 3 EL kernige Haferflocken 3 EL Orangensaft | 200 g Apfelkompott (K), ohne Zuckerzusatz | Süßstoff 200 g Kefir (oder Butter-, Sojamilch, Joghurt, 1,5 % Fett)

Haferflocken mit dem Orangensaft übergießen und kurz ziehen lassen. Das Apfelkompott untermischen, mit Süßstoff abschmecken. Den Kefir über das Müsli geben.

Tipp: Das Apfelkompott können Sie auch durch zwei kleine, frische Äpfel ersetzen, die Sie gewürfelt unter das Müsli mischen.

Gemüsesaft

200 ml Tomatensaft

Forelle auf Rote Bete

Zutaten: 100 g körniger Frischkäse | Salz | Pfeffer 300 g Rote Bete (K, C) 1 ganze geräucherte Forelle oder 2 Filets (frisch, C) | 1 TL Meerrettich (K)

Den Frischkäse mit Salz und Pfeffer abschmecken. Rote Bete aus dem Glas gut abtropfen lassen und mit dem Frischkäse auf einem Teller anrichten. Frische Forelle häuten und entgräten. Den Fisch in Streifen schneiden und auf der Rote Bete verteilen. Mit Meerrettich servieren.

Tipp: Rote Bete erhalten Sie auch fertig gegart in Vakuumpackungen.

Marinierter Paprika

200 g Paprika (K, in Essigaufguss) gut abtropfen lassen und mit 50 g körnigem Frischkäse auf einem Teller anrichten.

Tipp: Marinierten Paprika aus dem Glas finden Sie in jedem Supermarkt. Achten Sie aber darauf, dass die Marinade nicht aus Öl, sondern aus Essigaufguss besteht.

Brathähnchen mit Krautsalat

Zutaten: 300 g Weißkohl 1 EL Olivenöl | 1 EL Zitronensaft (K) | etwas Süßstoff | Salz | Pfeffer 1/2 fertig gegrilltes Brathähnchen (Imbiss, Metzgerei)

Den Weißkohl waschen und fein hobeln. Öl, Zitronensaft, Süßstoff, Salz und Pfeffer gleichmäßig auf dem Kohl verteilen. Den Kohl mit den Händen gut durchkneten und kurz ziehen lassen. Das Brathähnchen warm oder kalt zu dem Krautsalat genießen. Sichtbares Fett dabei vom Brathähnchen abschneiden und nicht mitessen.

Tipp: Noch schneller geht es mit einem fertigen Krautsalat vom Imbiss oder aus dem Supermarkt. Wählen Sie einen Salat mit Essig und Öl statt Mayonnaise- oder Sahne-Dressing.

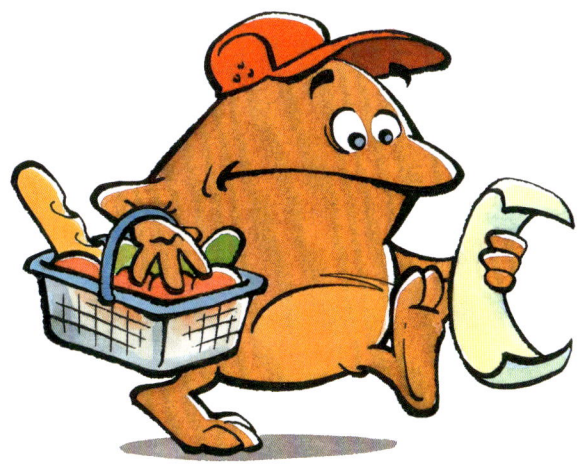

Kochmuffels Festtagsmenüs

Es haben sich Gäste angesagt? Eine Feier steht ins Haus? Keine Sorge, denn der Kochmuffel hat so seine kleinen Tricks: Rezepte, die zwar etwas mehr Zeit in Anspruch nehmen, Ihre »Kochleidenschaft« aber nicht gleich überstrapazieren. Kleinere Küchenexperimente also, die den Gaumen so richtig kitzeln und trotzdem zu Ihrem Abspeckvorhaben passen.

Zutaten: 1 küchenfertige Dorade (ca. 300 g) | Salz Pfeffer | je 1 Zweig frischer Rosmarin und Thymian | 1 Knoblauchzehe | 1 große Zucchini 200 g Tomaten 1 Zwiebel | 1 EL Olivenöl 1/8 l Weißwein 1 frische Zitrone

Dorade aus dem Ofen
Zubereitungszeit: ca. 40 Minuten

Den Backofen auf 200 °C vorheizen. Die Dorade gründlich abspülen und trocken tupfen. Innen und außen mit Salz und Pfeffer würzen. Den Fisch mit Rosmarin, Thymian und abgezogenem Knoblauch füllen. Zucchini, Tomaten und Zwiebel putzen und in dünne Scheiben schneiden. Eine ofenfeste Form mit 1/2 EL Olivenöl auspinseln. Das Gemüse einfüllen und mit Salz und Pfeffer würzen. Die Dorade mit dem restlichen Öl einpinseln und auf das Gemüse legen. Den Weißwein angießen. Das Gericht 20 bis 25 Minuten im Ofen backen. Mit Zitronenspalten servieren.

Variante: Die Dorade können Sie durch die gleiche Menge Forelle oder Wolfsbarsch ersetzen.
Wenn Sie Fischfilet bevorzugen, verwenden Sie 250 g Seelachs, Rotbarsch oder Kabeljau.

Fruchtige Kalbsleber auf Bohnen

Zubereitungszeit: ca. 20 Minuten

*Zutaten: 1 Zwiebel
1 Apfel | 100 g gekochte
weiße Bohnen (frisch, K)
200 g Tomatenstücke (K)
1 TL Thymian (T)
150 g Kalbsleber
1 EL Olivenöl
5 Blättchen Salbei
Salz | Pfeffer*

Zwiebel abziehen und fein würfeln. Den Apfel entkernen und in Spalten schneiden. Die Bohnen aus der Konserve gut mit Wasser abspülen. Anschließend die Bohnen mit den Tomatenstücken und Thymian in einem Topf erwärmen. Die Leber waschen, trocken tupfen und bei mittlerer Hitze in dem Olivenöl schonend braten. Zwiebel und Apfelspalten zugeben und kurz dünsten. Die Kalbsleber mit Salbei verfeinern, salzen, pfeffern und zu den Bohnen servieren.

Variante: Statt der Kalbsleber können Sie auch die gleiche Menge Rinder- oder Hühnerleber verwenden.

Selleriesalat mit Bündner Fleisch

Zubereitungszeit: ca. 20 Minuten

*Zutaten: 250 g Knollensellerie | 1 EL Zitronensaft (K) | 1 Apfel
150 g cremiger Joghurt
(1,5 % Fett) | 1 TL Walnussöl (oder Olivenöl)
Salz | Pfeffer
1 EL gehackte Walnusskerne | 50 g Bündner Fleisch*

Den Sellerie putzen, schälen und auf der Gemüsereibe fein reiben. Sofort mit Zitronensaft beträufeln, damit er sich nicht verfärbt. Den Apfel vierteln, entkernen und grob reiben. Apfel- und Sellerieraspeln gründlich vermischen. Joghurt mit Walnussöl, Salz und Pfeffer verrühren und die Sellerie-Apfel-Mischung damit würzen.
Den Salat auf einem Teller anrichten, mit Walnusskernen bestreuen und das Bündner Fleisch dekorativ daneben anrichten.

Tipp: Schneller geht es mit 250 g Selleriesalat in Essigaufguss und 200 g Apfelkompott ohne Zuckerzusatz aus dem Glas.

Variante: Das Bündner Fleisch können Sie auch durch mageres Kassler ersetzen.

Und auf geht's in die 2. Woche

Jetzt haben Sie bereits die erste Woche auf Ihrem Weg zum Wunschgewicht überstanden. In den nächsten drei Wochen wird Ihr Körper
wieder an mehr Kohlenhydrate gewöhnt. Allerdings sind es »gute
Vertreter« aus Obst, Gemüse, Hülsenfrüchten und Vollkornprodukten, die den Körper nicht mit Energie überfluten. Lassen Sie sich's
schmecken!

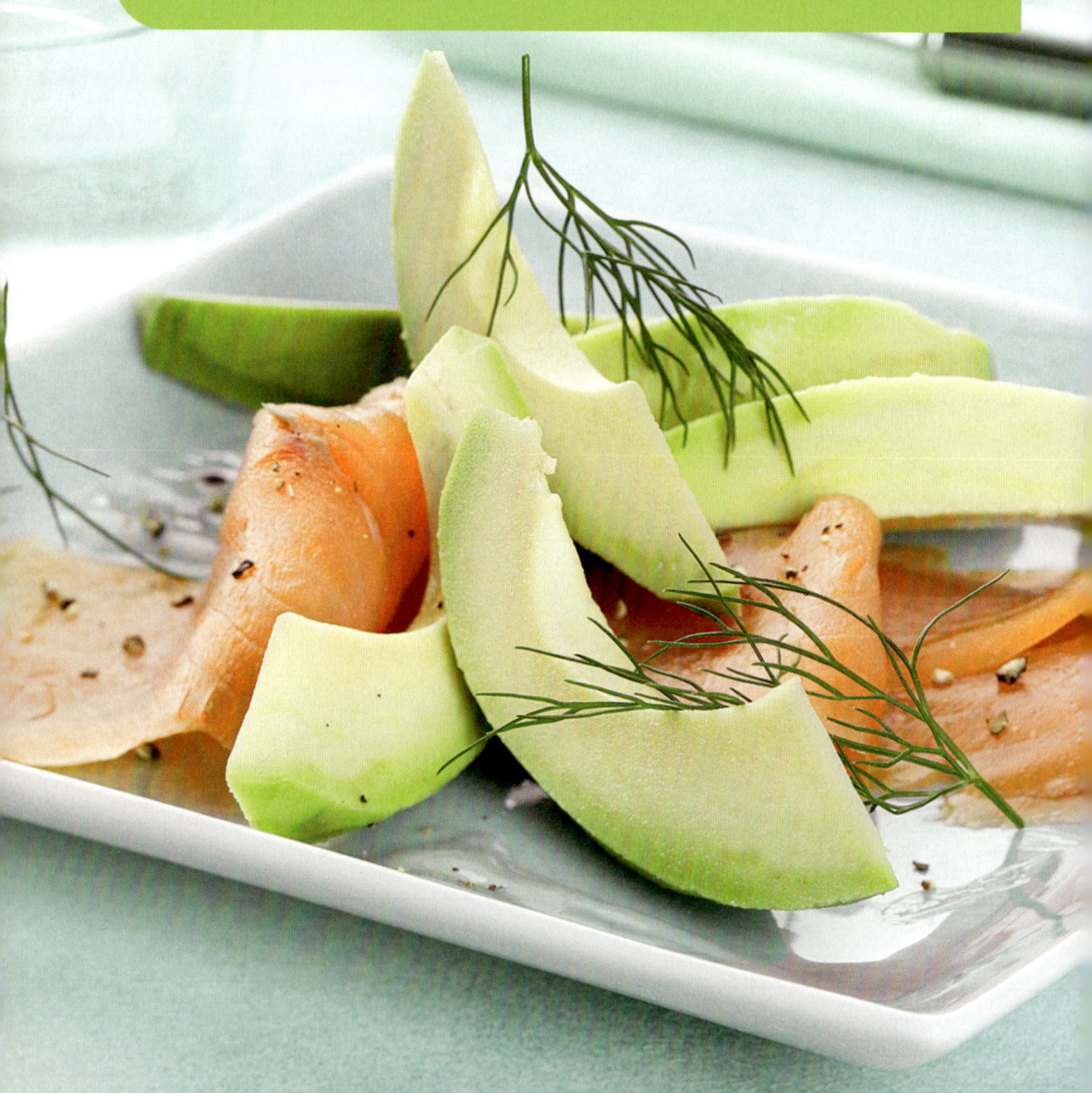

Trauen Sie Ihrer Waage nicht

Sie haben ein festes Ziel im Auge, und das ist eine magische Zahl an »Kilos«, die Sie unbedingt verlieren möchten? Sobald man mit dem Abnehmen angefangen hat, wird der morgendliche Sprung auf die Waage bei vielen Abspeckkandidaten zum Moment der Wahrheit: Jetzt soll sich zeigen, ob die Bemühungen auch zu dem erhofften Erfolg führen.

Schlägt der Zeiger der Waage dann nicht in die gewünschte Richtung aus, stellt sich schnell ein leichter Katzenjammer ein. Lassen Sie jetzt den Kopf bloß nicht hängen, sondern essen Sie einfach weiterhin nach den Ratschlägen des Kochmuffels. Machen Sie sich bewusst, dass die Zahl auf der Waage nicht besonders aussagekräftig ist. Eine Gewichtsabnahme verläuft nicht kontinuierlich Gramm für Gramm. Die Waage misst nur Ihr Gewicht, und das kann auch durch Veränderungen im Flüssigkeitshaushalt oder den Aufbau von Muskeln schwanken. Gerade, wenn Sie in der letzten Zeit etwas mehr auf körperliche Bewegung gesetzt haben, baut Ihr Körper Muskelgewebe auf. Damit sind Sie auch genau auf dem richtigen Weg, denn Muskelmasse ist im Gegensatz zu den Fettpölsterchen ein aktives Gewebe, das viel Energie verbraucht.

Denken Sie aber daran: Muskeln wiegen schwerer als Fett. So kann es durchaus sein, dass Ihre Waage Ihnen das gleiche oder je nach Trainingsintensität gar ein höheres Gewicht anzeigt als zu Beginn des Programms. Trotzdem werden Sie den Gürtel bald etwas enger schnallen können.

Kontrollieren Sie Ihr Gewicht daher nur einmal pro Woche und freuen Sie sich über den Erfolg. Durch das tägliche Wiegen setzen Sie sich nur unnötig unter Stress.

Abnehmen ist eine Ausdauerdisziplin

Was man beim Abnehmen nie vergessen sollte: Die lästigen Fettpölsterchen haben wir uns über Jahre oder gar Jahrzehnte angefuttert. Nur, wenn der Körper über einen längeren Zeitraum mit mehr Energie aus dem Essen versorgt wird, als er tatsächlich verbrennen kann, werden die Fettzellen mit dieser Energie gemästet und können wachsen und gedeihen. Auch das Entsorgen der ungeliebten Pfunde braucht so seine Zeit: Etwa 7000 Kilokalorien müssen Sie für jedes Kilo, das Sie abspecken möchten, einsparen. Das hört sich dramatisch an, ist aber überhaupt kein Grund, den Mut aufzugeben.

Das kleine Rechenbeispiel macht aber klar, warum viele Diätversprechen einfach nicht funktionieren können. Geben Sie sich und Ihrem Körper also etwas Zeit, das Problem mit dem Hüftgold wieder in den Griff zu bekommen. Und lassen Sie sich auf gar keinen Fall verunsichern, wenn der Erfolg erst langsam spürbar wird. Sie sind auf dem richtigen Weg – und nur das zählt!

Ihr Wochenplan für die 2. Woche

	Tag 1	Tag 2	Tag 3
Frühstück	Kassler mit Birne	Rührei mit Katenschinken	Müsli mit roter Grütze
Snack 1	Milchgenuss	Mixed Pickles	Tomaten mit Frischkäse
Mahlzeit 1	Saftiges Zigeunerschnitzel	Asia-Gemüse mit Huhn	Matjessalat mit grünen Bohnen
Snack 2	Gemüse satt	Obstkompott	Obst nach Belieben
Mahlzeit 2	Rote Bete mit Zwiebelkäse	Krabben auf Dillgurken	Feurige Rindfleischpfanne

Tag 4	Tag 5	Tag 6	Tag 7
Banane auf Pute	Ei auf Räucher-lachs	Schinkenbrot mit Ei	Beerenquark
Puszta-Salat	Sanddornmilch	Möhrentrunk	Gemüsesaft
Angemachte Avocado mit Lachs	Hochzeitssuppe	Rahmwirsing mit Speck	Scharfe Linsen-suppe mit Pilzen
Gemüsesaft	Obst nach Belieben	Milchgenuss	Obstkompott
Brokkoli-Omelett	Antipasti-Platte	Ananas-Puten-Salat	Ratatouille mit pikantem Fisch

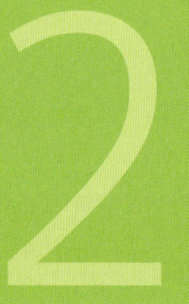

Tag 1

Mein Plan für heute:
Frühstück: Kassler mit Birne
Snack 1: Milchgenuss
Mahlzeit 1: Saftiges Zigeunerschnitzel
Snack 2: Gemüse satt
Mahlzeit 2: Rote Bete mit Zwiebelkäse

Zutaten: 1 Scheibe Roggenvollkornbrot 50 g Kräuterquark 2 Scheiben magerer Kassleraufschnitt (ca. 50 g) 1 Birne

Kassler mit Birne

Das Brot mit dem Quark bestreichen und mit Kassler belegen. Die Birne dazu genießen.

Milchgenuss

200 g Buttermilch

Zutaten: 1 große Paprikaschote (ca. 200 g; frisch, C, TK) 1 saure Gurke (K) | 200 g Schnitzel (von Schwein, Pute, Kalb) | 1 EL Olivenöl Salz | Pfeffer | 2 EL Silberzwiebeln (K) | 3 EL fertige Tomatensauce für Pasta (K), z. B. Arrabbiata, Napoli

Saftiges Zigeunerschnitzel

Frischen Paprika putzen. Den Paprika mit der sauren Gurke fein würfeln. Das Schnitzel in heißem Öl pro Seite etwa 1 Minute braten. Salzen und pfeffern. Den Herd auf mittlere Hitze schalten. Paprika-, Gurkenwürfel, Silberzwiebeln und die Tomatensauce zu dem Schnitzel geben. Das Gericht etwa 10 Minuten unter Rühren schmoren. Eventuell etwas Wasser zugeben.

Tipp: Noch schneller geht es mit einem fertig gebratenen Schnitzel (ohne Panade) aus dem Supermarkt.

Gemüse satt

250 g verzehrfertiger Spargel (K) oder Schwarzwurzeln (K)

Rote Bete mit Zwiebelkäse

Zutaten: 250 g Rote Bete (K, C) | 1 EL Kürbiskernöl 2 Frühlingszwiebeln 200 g körniger Frischkäse | Salz | Pfeffer

Rote Bete in Scheiben schneiden und auf einem Teller anrichten. Mit Kürbiskernöl beträufeln. Die Frühlingszwiebeln waschen, putzen, in feine Ringe schneiden und unter den Frischkäse mischen. Mit Salz und Pfeffer abschmecken. Den Frischkäse zu der Rote Bete servieren.

Variante: Die Frühlingszwiebeln können Sie auch durch 2 EL Zwiebelwürfel (frisch, TK) ersetzen.
Wenn Ihnen der Geschmack von frischen Zwiebeln zu scharf ist, sind Silberzwiebeln aus dem Glas eine gute und schnelle Alternative.

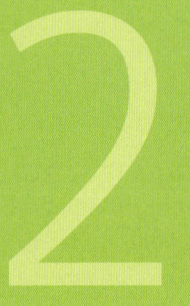

Tag 2

Mein Plan für heute:
Frühstück: Rührei mit Katenschinken
Snack 1: Mixed Pickles
Mahlzeit 1: Asia-Gemüse mit Huhn
Snack 2: Obstkompott
Mahlzeit 2: Krabben auf Dillgurken

Zutaten: 1 EL Rapsöl oder Olivenöl | 30 g Katenschinkenwürfel, ohne Fettrand | 2 Eier 1 EL Milch | Salz 200 g Tomaten | Pfeffer

Rührei mit Katenschinken

Das Öl in einer beschichteten Pfanne erhitzen. Die Schinkenwürfel bei milder Hitze darin anbraten. Eier mit der Milch und etwas Salz verquirlen. Eiermasse in die Pfanne geben und langsam stocken lassen. Mit einem Pfannenheber die Eiermasse zur Mitte hin zusammenschieben. Tomaten waschen, vierteln, mit Salz und Pfeffer würzen und zu den Eiern servieren.

Variante: Die Tomaten können Sie auch durch 200 ml Tomatensaft ersetzen.

Mixed Pickles

200 g Mixed Pickles (K)

Zutaten: 1 EL Olivenöl 400 g Asia-Gemüse (TK) 150 g fertig gebratene Hähnchenbruststreifen (Metzgerei, C, TK) 1 EL Sojasauce | Salz Pfeffer | Sambal Oelek

Asia-Gemüse mit Huhn

Das Öl in einer beschichteten Pfanne erhitzen. Das tiefgekühlte Gemüse zugeben und etwa 10 Minuten unter Rühren dünsten. Die Hähnchenbruststreifen in dem Gemüse erwärmen. Das Gericht mit Sojasauce, Salz und Pfeffer abschmecken und nach Belieben mit Sambal Oelek servieren.

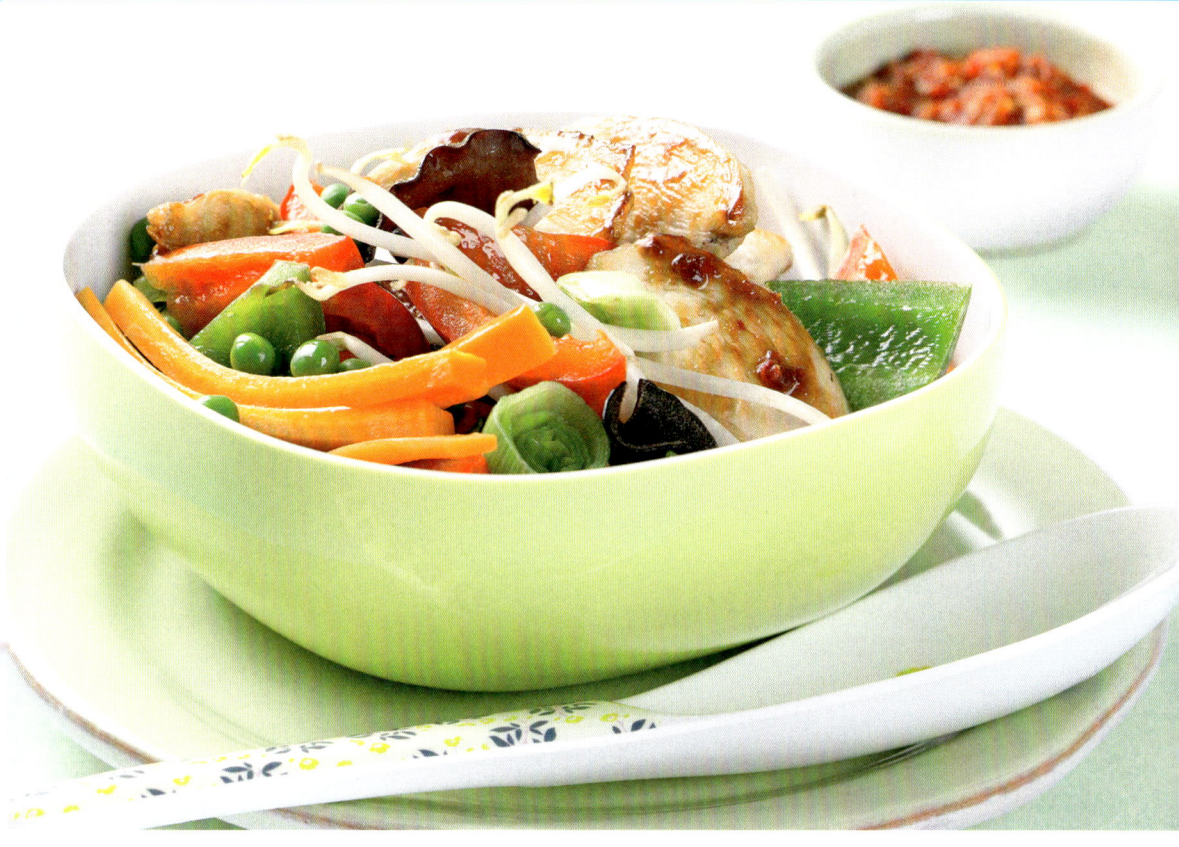

Obstkompott

200 g Obstkompott (K, ohne Zuckerzusatz)

Krabben auf Dillgurken

Die Gurke waschen, putzen und in dünne Scheiben hobeln. Den Joghurt mit Zitronensaft, Dill, Salz und Pfeffer gut abschmecken. Die Gurkenscheiben mit dem Joghurtdressing vermischen. Die Krabben auf dem Salat anrichten.

Variante: Die Gurke können Sie auch durch 2 große Kolben Chicorée ersetzen, den Sie in dünne Scheiben schneiden und mit dem Dressing mischen.

Zutaten: 1 große Salatgurke | 200 g cremiger Joghurt (1,5 % Fett) 1 EL Zitronensaft (K) 1 TL Dill (T) | Salz Pfeffer | 125 g ausgelöstes, gegartes Garnelenfleisch/Krabben (K, C)

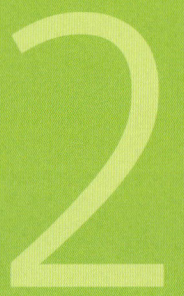

Tag 3

Mein Plan für heute:
Frühstück: Müsli mit roter Grütze
Snack 1: Tomaten mit Frischkäse
Mahlzeit 1: Matjessalat mit grünen Bohnen
Snack 2: Obst nach Belieben
Mahlzeit 2: Feurige Rindfleischpfanne

Zutaten: 3 EL Hafer-
flocken | 200 g Joghurt
(1,5% Fett) | Süßstoff
200 g rote Grütze (K),
mit Süßstoff

Müsli mit roter Grütze

Die Haferflocken unter den Joghurt mischen und mit Süß-stoff abschmecken. Die rote Grütze dazu servieren.

Tomaten mit Frischkäse

2 große Tomaten waschen und in Scheiben schneiden, mit Salz und Pfeffer würzen. 50 g körnigen Frischkäse zu den Tomaten servieren.

Zutaten: 300 g grüne
Bohnen (frisch, K, TK)
Salz | 2 EL Fertigdressing
mit Essig und Öl
1 TL Bohnenkraut (T)
Pfeffer | 1/2 Matjes-
hering (ca. 70 g)
Zwiebelringe oder
-würfel (TK)

Matjessalat mit grünen Bohnen

Frische oder tiefgekühlte Bohnen in kochendem Salzwasser bissfest blanchieren. Die Bohnen gut abtropfen und mit dem Fertigdressing mischen, Bohnenkraut unterziehen, mit Salz und Pfeffer abschmecken. Den Matjes dazu servieren und mit Zwiebeln garnieren.

Tipp: Statt des Fertigdressings können Sie auch eines der Kochmuffel-Dressings (S. 57) verwenden.

Obst nach Belieben

Wählen Sie aus der Liste auf Seite 55 eine Portion frisches Obst.

Feurige Rindfleischpfanne

Das Fleisch in sehr feine Streifen schneiden oder vom Metzger fein schneiden lassen. Olivenöl in einer beschichteten Pfanne erhitzen und das Fleisch rundum gut anbraten. Frische Pilze abreiben oder Pilze aus dem Glas abtropfen lassen. Die Pilze in Streifen schneiden und in die Pfanne geben. Die Brühe angießen und das Paprikapulver zugeben. Das Gericht etwa 10 Minuten schmoren lassen und mit Salz und Pfeffer abschmecken.

Zutaten: 200 g fettarmes Rindersteak | 1 EL Olivenöl | 250 g Pilze (frisch, C, K, TK) | 1/4 l Gemüsebrühe (Instant; oder Rotwein) | 1 TL edelsüßes Paprikapulver 1/2 TL rosenscharfes Paprikapulver Salz | Pfeffer

Tipp: Das Gericht schmeckt auch aufgewärmt. Also gleich auf Vorrat brutzeln!

Variante: Die Pilze können Sie auch durch Paprikastreifen aus der Tiefkühltheke ersetzen.
Statt Rindfleisch können Sie auch die gleiche Menge Puten- oder Hähnchenbrust verwenden.

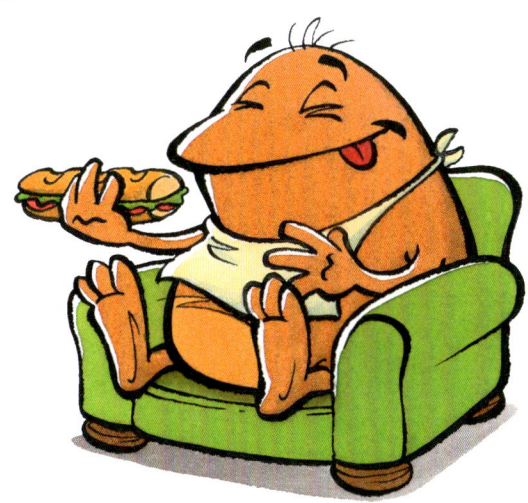

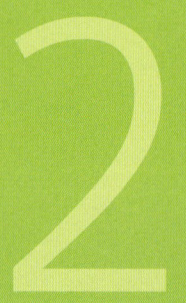

Tag 4

Mein Plan für heute:
Frühstück: Banane auf Pute
Snack 1: Puszta-Salat
Mahlzeit 1: Angemachte Avocado mit Lachs
Snack 2: Gemüsesaft
Mahlzeit 2: Brokkoli-Omelett

Banane auf Pute

Zutaten: 1 Scheibe Roggenvollkornbrot 50 g Kräuterquark 1 kleine Banane 2 Scheiben Putenbrustaufschnitt

Das Vollkornbrot mit dem Kräuterquark bestreichen. Die Banane schälen und in Scheiben schneiden. Das Brot mit Putenbrust und Bananenscheiben belegen.

Tipp: Wer sein Frühstücksbrötchen mit zur Arbeit nehmen möchte, beträufelt einfach die Banane mit etwas Zitronensaft (K) – so bleibt sie schön frisch.

Puszta-Salat

200 g Puszta-Salat (K, in Essigaufguss)

Angemachte Avocado mit Lachs

Zutaten: 1 kleine, sehr reife Avocado (ca. 150 g Fruchtfleisch) | 1 EL Zitronensaft (K) | Dill | Salz Pfeffer | 50 g Räucherlachs (frisch, K, C)

Die Avocado schälen, entkernen und das Fruchtfleisch in Streifen schneiden. Avocadostreifen mit Zitronensaft, Dill, Salz und Pfeffer würzen. Den Räucherlachs in Streifen schneiden und zu der Avocado genießen.

Variante: Den Lachs können Sie auch durch Krabben oder 1 Scheibe Kochschinken ersetzen. Lachs ist jedoch eine wertvolle Quelle für Omega-3-Fettsäuren.

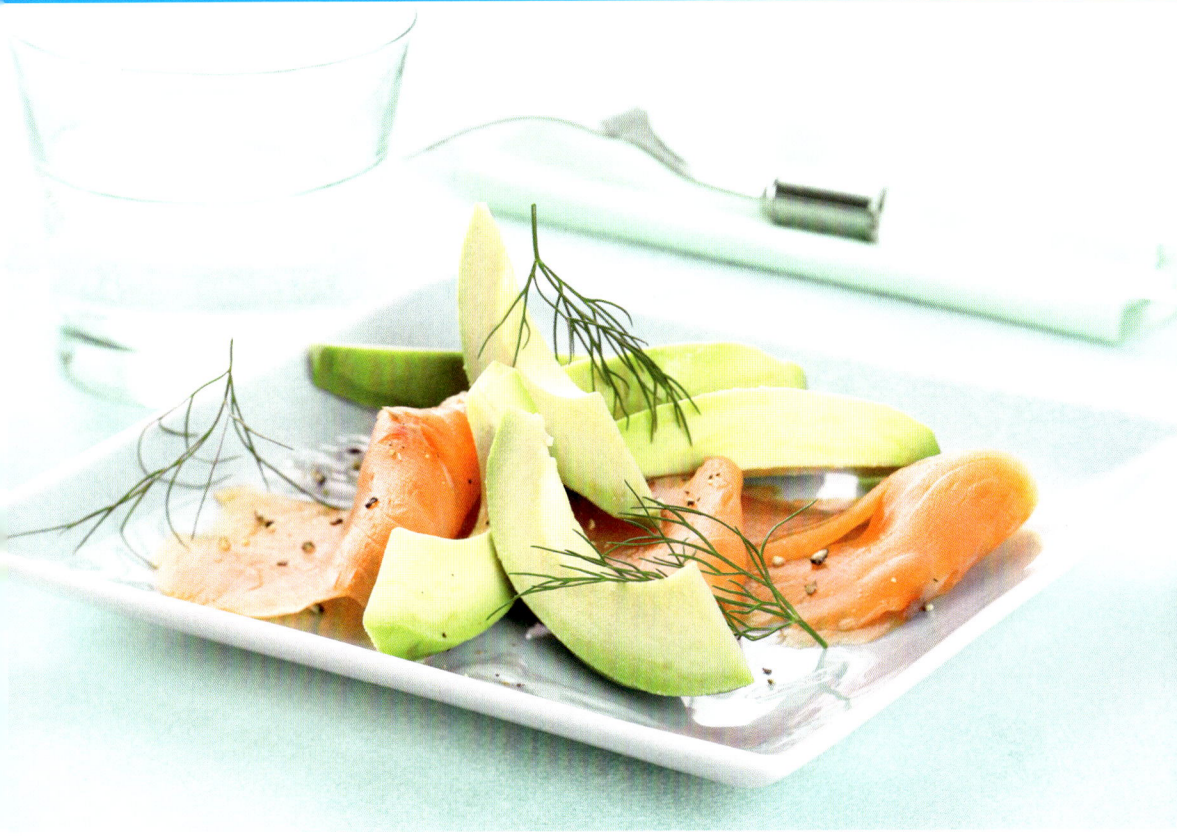

Gemüsesaft

200 ml Tomatensaft

Brokkoli-Omelett

Zutaten: 250 g Brokkoli (frisch, TK | 1 EL Olivenöl 2 Eier | 1 Prise Chilipulver Salz | Pfeffer | 1 EL geriebener Parmesan

Den frischen Brokkoli waschen, putzen und etwas klein schneiden. Das Olivenöl in einer Pfanne erhitzen. Brokkoli in dem Öl kurz anbraten. Die Eier in einer Schüssel verschlagen, Chili, Salz und Pfeffer zugeben. Die Eiermasse zu dem Brokkoli geben und ein Omelett backen. Das Brokkoli-Omelett mit Parmesan bestreuen und servieren.

Variante: Den Brokkoli können Sie auch durch die gleiche Menge Zucchini ersetzen.

2

Tag 5

Mein Plan für heute:
Frühstück: Ei auf Räucherlachs
Snack 1: Sanddornmilch
Mahlzeit 1: Hochzeitssuppe
Snack 2: Obst nach Belieben
Mahlzeit 2: Antipasti-Platte

Zutaten: 1 Scheibe Roggenvollkornbrot 50 g Meerrettichquark (oder Kräuterquark) 50 g Räucherlachs (frisch, K, C) | Schnittlauchröllchen (frisch, T) 1 hart gekochtes Ei (z. B. Party-Ei) Salz | Pfeffer

Ei auf Räucherlachs

Das Brot mit Quark bestreichen. Mit Lachs belegen und mit etwas Schnittlauch bestreuen. Das Ei pellen, in Scheiben schneiden und auf den Lachs legen. Mit Salz und Pfeffer abschmecken.

Tipp: Party-Eier gibt es fertig gekocht im Supermarkt.

Variante: Den Lachs können Sie auch durch 1 Scheibe gekochten Schinken ohne Fettrand ersetzen.

Sanddornmilch

2 EL Sanddornsaft mit 200 g Butter-, Soja- oder fettarmer Milch mischen und mit Süßstoff abschmecken.

Zutaten: ca. 400 ml Hochzeitssuppe (K) 250 g gekochter Spargel (TK, K) | 1 EL Schnittlauchröllchen (T) Salz | Pfeffer

Hochzeitssuppe

Die Suppe bei milder Hitze erwärmen. Tiefgekühlten Spargel nach Packungsanweisung zubereiten. Den Spargel aus dem Glas abtropfen lassen, in dünne Scheiben schneiden und in der Suppe kurz sieden lassen. Schnittlauch darüberstreuen, salzen und pfeffern.

Obst nach Belieben

Wählen Sie aus der Liste auf Seite 55 eine Portion frisches Obst.

Antipasti-Platte

Die Artischocken gut abtropfen lassen, halbieren und auf einer Platte anrichten. Mit etwas Balsamico-Essig beträufeln. Den Schinken auf der Platte anrichten. Die Tomaten waschen und in Scheiben schneiden. Mit Öl beträufeln, salzen und pfeffern. Den Mozzarella in Scheiben schneiden und mit den Tomaten anrichten. Die Antipasti-Platte mit Basilikum garnieren.

Tipp: Die Artischocken finden Sie im Supermarkt bei den Gemüsekonserven oder in der Feinkostabteilung.

Variante: Den Mozzarella können Sie auch durch die gleiche Menge Feta oder 100 g körnigen Frischkäse ersetzen.

*Zutaten: 250 g Artischockenherzen (K, in Wasseraufguss) | Balsamico-Essig | 2 Scheiben roher Schinken (z. B. Parma), ohne Fettrand
200 g Tomaten
1 TL Kürbiskernöl oder Olivenöl | Salz | Pfeffer
50 g Mozzarella
Basilikum (frisch, T)*

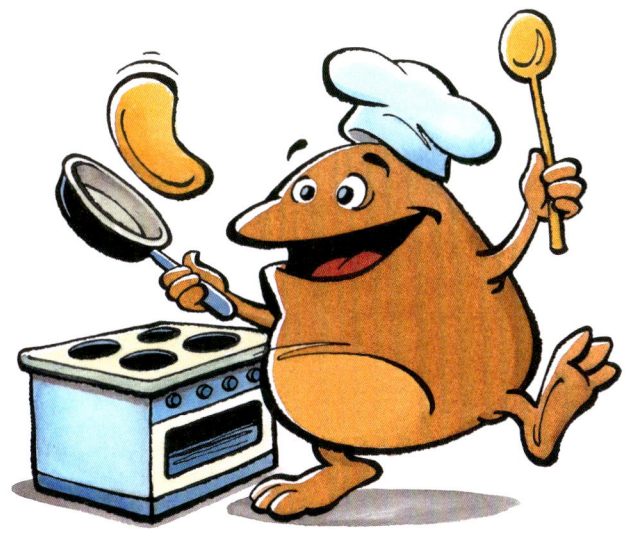

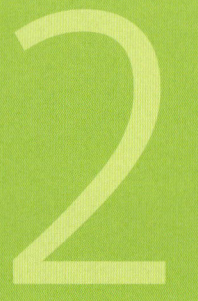

Tag 6

Mein Plan für heute:
Frühstück: Schinkenbrot mit Ei
Snack 1: Möhrentrunk
Mahlzeit 1: Rahmwirsing mit Speck
Snack 2: Milchgenuss
Mahlzeit 2: Ananas-Puten-Salat

Zutaten: 1 Scheibe Roggenvollkornbrot 50 g Kräuterquark 1 Scheibe roher Schinken, ohne Fettrand 1 hart gekochtes Ei 200 g Tomaten Salz | Pfeffer

Schinkenbrot mit Ei

Das Brot mit Kräuterquark bestreichen und den Schinken auflegen. Das Ei pellen und in Scheiben auf das Brot legen. Tomaten waschen und vierteln. Mit Salz und Pfeffer würzen und dazu servieren.

Tipp: Party-Eier gibt es fertig gekocht im Supermarkt.

Möhrentrunk

200 ml Möhrensaft mit 2 EL Sanddornsaft gut vermischen.

Zutaten: 400 g Rahm-wirsing (TK) | Gemüse-brühe nach Wunsch (Instant) | 50 g magere Schinkenwürfel (C) Salz | Pfeffer

Rahmwirsing mit Speck

Den Rahmwirsing nach Packungsanweisung zubereiten. Eventuell etwas Gemüsebrühe zu dem Wirsing geben. Die Schinkenwürfel in dem Gemüse erwärmen. Mit Salz und Pfeffer abschmecken.

Variante: Das Gericht schmeckt auch mit Rahmporree oder Rahmblumenkohl aus der Tiefkühltruhe.

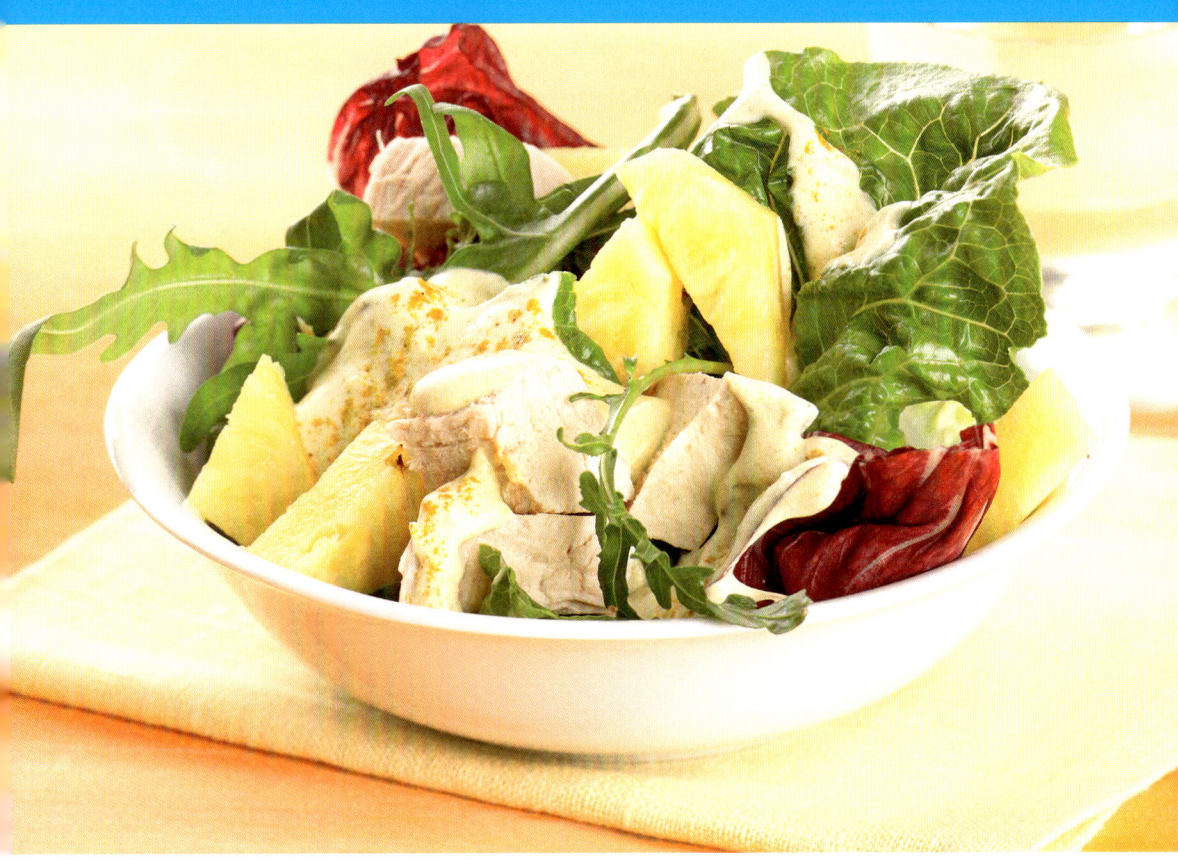

Milchgenuss

100 g Joghurt mit Süßstoff abschmecken und genießen.

Ananas-Puten-Salat

Die Blattsalate auf einem Teller verteilen. Putenfleisch und Ananas darauf anrichten. Currypulver unter das Dressing mischen und mit Salz und Pfeffer abschmecken. Den Salat mit dem Dressing garnieren.

Tipp: Frische Ananas finden Sie oft fertig geschnitten im Kühlregal Ihres Supermarktes.

Variante: Statt Fertigdressing können Sie auch das Kochmuffel-Joghurtdressing (S. 57) zubereiten.

Zutaten: 100 g Blattsalat nach Wahl (C)
150 g gegartes Puten-brustfleisch (TK, C, Metz-gerei) | 200 g Ananas-stücke (frisch, K), ohne Zuckerzusatz | 1 TL Curry-pulver | 3 EL Fertig-dressing auf Joghurtbasis Salz | Pfeffer

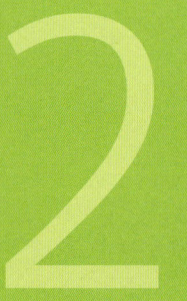

Tag 7

Mein Plan für heute:
Frühstück: Beerenquark
Snack 1: Gemüsesaft
Mahlzeit 1: Scharfe Linsensuppe mit Pilzen
Snack 2: Obstkompott
Mahlzeit 2: Ratatouille mit pikantem Fisch

Zutaten: 200 g Beeren, z. B. Himbeeren, Erdbeeren (frisch, K, TK), ohne Zuckerzusatz 250 g Magerquark 2 EL Mineralwasser mit Kohlensäure | Süßstoff

Beerenquark

Die Beeren waschen und gut abtropfen lassen. Tiefgekühlte Beeren schon am Vorabend zum Auftauen in den Kühlschrank legen. Den Quark mit Mineralwasser cremig rühren und mit Süßstoff abschmecken. Die Beeren unter den Quark mischen.

Variante: Die Beeren können Sie auch durch 200 g Rote Grütze (ohne Zuckerzusatz) ersetzen.

Gemüsesaft

200 ml Tomatensaft

Zutaten: 300 ml Gemüsesaft (K) | 100 g Pilze (K, TK) | 200 g Linsen mit Suppengemüse (K) Tabasco | 1 EL Balsamico-Essig | flüssige Suppenwürze

Scharfe Linsensuppe mit Pilzen

Den Gemüsesaft in einem Topf erhitzen. Pilze aus dem Glas gut abtropfen lassen. Linsen und Pilze zum Gemüsesaft geben und kurz aufkochen lassen. Die Suppe mit Tabasco, Essig und flüssiger Suppenwürze abschmecken.

Variante: Nach Belieben können Sie auch einige dünne Scheiben Staudensellerie in die Suppe geben.

Obstkompott

200 g Obstkompott (K, ohne Zuckerzusatz)

Ratatouille mit pikantem Fisch

Zutaten: 400 g Ratatouille (TK) | 200 g Fischfilet, z. B. Seelachs, Rotbarsch, Kabeljau (frisch, TK), ohne Panade 1 TL Senf Salz | Pfeffer

Ratatouille nach Packungsanweisung in einer Pfanne zubereiten. Den Fisch gut abspülen und trocken tupfen. Fischfilet mit dem Senf bestreichen und auf das heiße Gemüse legen. Den Deckel auflegen und den Fisch etwa 10 Minuten bei mittlerer Hitze gar ziehen lassen. Mit Salz und Pfeffer abschmecken.

Variante: Das Ratatouille können Sie auch durch die gleiche Menge Asia-Gemüse (TK) ersetzen. Wählen Sie eine Gemüsemischung ohne Fertigsauce und würzen Sie das Gericht mit etwas Brühe oder Sojasauce.

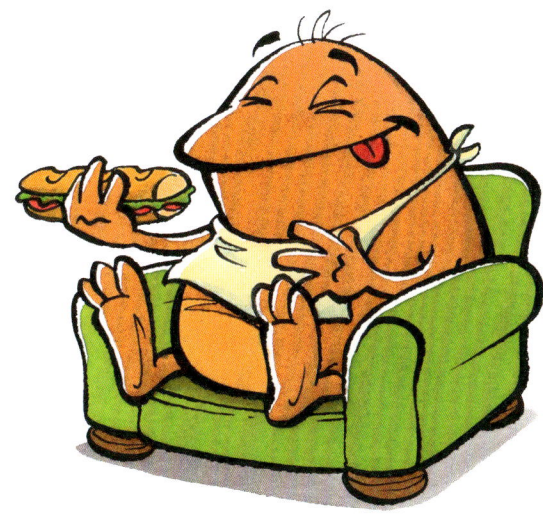

Kochmuffels Angeberrezepte

Sie suchen einen leckeren Klassiker oder mal etwas Ausgefallenes? Mit ein paar schlauen Kniffen klappt das wunderbar. Hier geht alles ganz schnell, und im Handumdrehen zaubern Sie köstliche Gerichte, mit denen Sie einmal so richtig auftrumpfen können. Von wegen Kochmuffel – Ihre Gäste werden Augen machen!

Zutaten: 400 g verzehrfertiger Rotkohl (TK, K)
1 EL Olivenöl
200 g mageres Steak (von Hirsch, Reh, Rind, Pute, Schwein)
Salz | Pfeffer

Steak mit Rotkohl
Zubereitungszeit: ca. 15 Minuten

Den tiefgekühlten Rotkohl nach Packungsanweisung zubereiten. Rotkohl aus dem Glas in einem Topf erwärmen. Das Öl in einer beschichteten Pfanne erhitzen und das Steak von beiden Seiten 2 Minuten scharf braten. Hitze runterschalten und das Fleisch nach Wunsch weitergaren. Mit Salz und Pfeffer würzen und zu dem Rotkohl servieren.

Tipp: Die Zubereitung von frischem Rotkohl ist für jeden Kochmuffel eine Herausforderung. Wie gut, dass die fertigen Produkte aus dem Glas oder dem Tiefkühlfach so gut schmecken und der Figur schmeicheln.

Schnitzel mit Fenchelgemüse

Zubereitungszeit: ca. 20 Minuten

*Zutaten: 1 EL Olivenöl
150 g Schnitzel (von
Schwein, Pute, Hähn-
chen), ohne Panade
300 g Fenchelknollen
100 ml trockener Weiß-
wein (oder Brühe, Instant)
100 g Mandarinenspalten
(frisch, K), ohne Zucker-
zusatz | Salz | Pfeffer*

Das Öl in einer Pfanne erhitzen und das Schnitzel von beiden Seiten gut anbraten. Den Fenchel in dünne Streifen
schneiden, in die Pfanne geben und kräftig anbraten. Das
Gericht mit Weißwein ablöschen. Die Mandarinenspalten
zu dem Gemüse geben und kurz dünsten. Mit Salz und
Pfeffer abschmecken.

Variante: Statt der Mandarinen können Sie auch ebenso
gut die gleiche Menge Mango, Nektarine oder Pfirsich
verwenden.

Gebratener Chicorée

Zubereitungszeit: ca. 15–20 Minuten

*Zutaten: 1 EL Olivenöl
2 große Kolben Chicorée
200 ml Weißwein (oder
Brühe, Instant)
30 g Katenschinken-
würfel, ohne Fettrand
2 EL geriebener Parmesan
Salz | Pfeffer*

Das Öl in einer beschichteten Pfanne erhitzen. Den Chicorée der Länge nach halbieren und mit der Schnittseite nach
unten in die Pfanne geben. Die Kolben anbraten, bis sie
etwas Farbe bekommen, dann wenden. Den Wein angießen.
Die Schinkenwürfel und den Parmesan auf den Chicorée
verteilen. Den Deckel auf die Pfanne legen und das Gemüse
schmoren, bis der Käse schön zerlaufen ist.

Variante: Probieren Sie den Chicorée auch mit 40 g
zerbröseltem Roquefort statt geriebenem Parmesan.

Tipp: Das Gericht schmeckt warm oder kalt und lässt
sich auch gut aufwärmen. Gleich auf Vorrat zubereiten!

Die Hälfte ist geschafft!

Wie geht es Ihnen zur Halbzeit? Sie wundern sich vielleicht über die großen Portionen? Sie müssen natürlich nicht alles essen, was auf Ihrem Plan steht. Mein Tipp zum Durchhalten ist aber: Lassen Sie möglichst keine Mahlzeit aus, denn Hunger ist der größte Feind bei Ihrem Abnehmvorhaben.

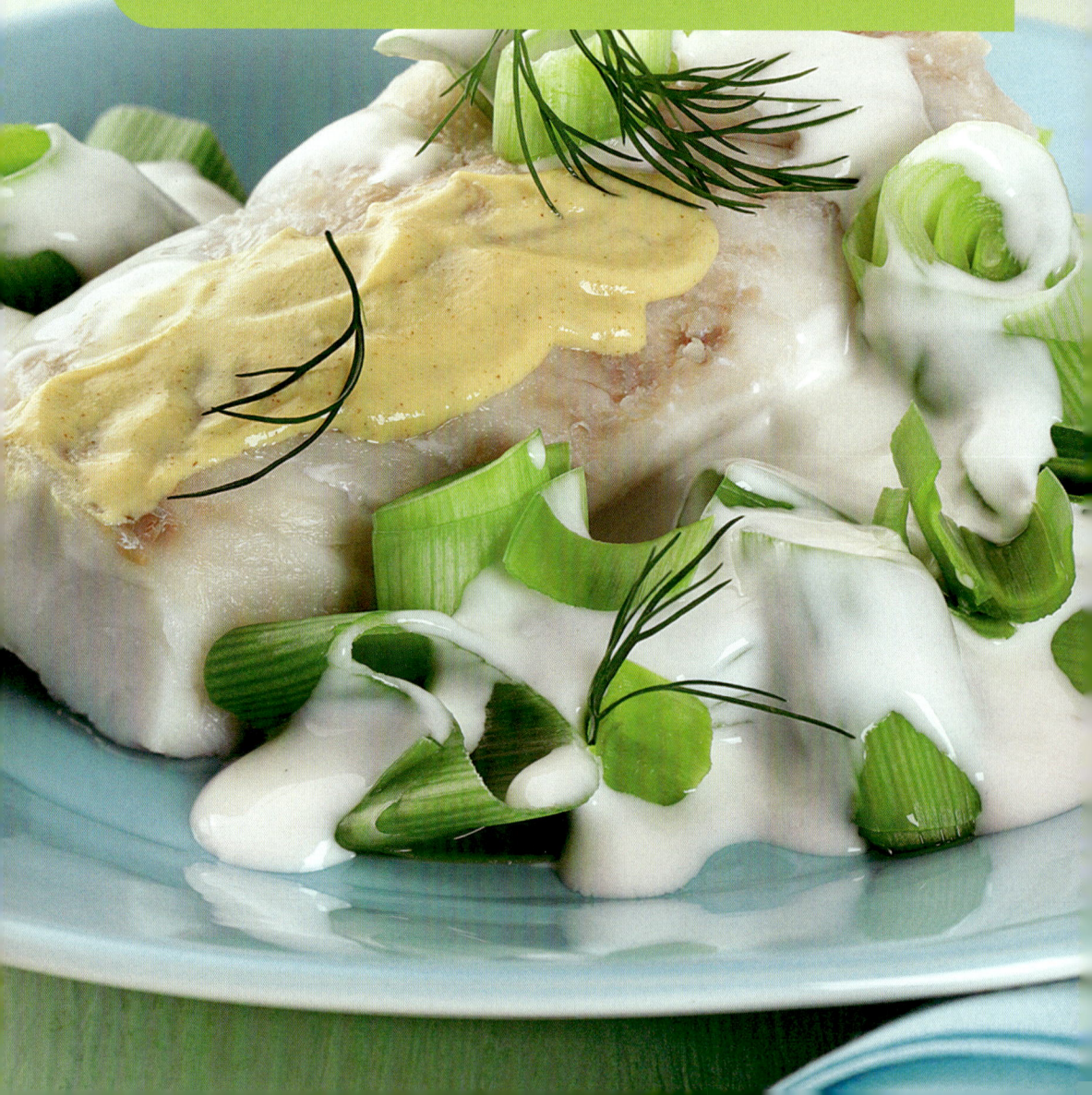

Mit Volumen gegen den Hunger

Achten Sie darauf, dass sich bei Ihrem Abnehmvorhaben der Hunger erst gar nicht meldet. Wenn Sie sich durch den Tag hungern, knurrt zunächst nur der Magen. Unterdrücken Sie dieses Gefühl, wehrt sich Ihr Körper gegen diese Missachtung und löst Alarm in Form von Heißhunger aus. Auch mit den besten Vorsätzen bekommen Sie diese Situation dann kaum noch in den Griff.
Die Kochmuffel-Diät setzt das sogenannte »Volumetrics-Prinzip« in die Praxis um, und das ist auch der Grund für die großen Portionen. Dabei heißt es, Lebensmittel zu essen, die viel Volumen, aber wenig Energie haben. Dieses Prinzip basiert auf wissenschaftlichen Untersuchungen, die zu der Erkenntnis kommen, dass Menschen eine bestimmte Menge an Nahrung zu sich nehmen, bis sie sich satt fühlen. Unser Körper ist aber zunächst nicht in der Lage zu messen, wie viel Energie (Kalorien) in dem Essen steckt. Ist der Magen erst einmal gut gefüllt, hat der Hunger kaum eine Chance sich zu melden: Eine wichtige Voraussetzung für Ihren Abspeckerfolg.

Auf natürlichen Ballast setzen

Aus diesem Grund setzt der Kochmuffel große Portionen an Gemüse und Obst auf den Speiseplan, die viel Wasser enthalten, den Magen gut füllen, aber relativ wenig Energie anliefern. Gleichzeitig stecken in Obst, Gemüse, Vollkornprodukten und Hülsenfrüchten große Mengen an Ballaststoffen, die für den Menschen unverdaulich sind und daher keine Energie liefern. Dieser natürliche »Ballast« quillt aber im Magen-Darm-Trakt auf und verstärkt so das Sättigungsgefühl. Ballaststoffe halten auch den Darm in Schwung, der beim Abnehmen gerne mal etwas träge wird.

Tappen Sie nicht in die XXL-Falle

Amerikaner lieben XXL, und diese Welle schwappt auch zu uns herüber. Fast-Food-Ketten setzen auf extragroße Portionen, im Kino werden die Popcorntüten immer riesiger, und auch die Lebensmittelindustrie setzt inzwischen auf Familienpackungen. Dieser Trend hat natürlich einen Grund: Er richtet sich direkt an unser Konsumverhalten und hat das Ziel, uns mehr kaufen und essen zu lassen. Ernährungspsychologen haben festgestellt, dass unser Sättigungsgefühl auf einen leeren Teller oder die leere Verpackung reagiert.
Das bestätigt eine Studie eindrucksvoll, in der die Teilnehmer zunächst einen ganz normalen Teller Suppe zu essen bekamen. Am nächsten Tag wurde durch ein verstecktes Loch im Tellerboden unbemerkt Suppe nachgefüllt. Das Ergebnis: Die Versuchspersonen aßen fast doppelt so viel und fühlten sich anschließend genauso satt wie am ersten Tag.
Und noch etwas: Achten Sie beim Einkauf auch auf den Preis. Oft ist die gleiche Menge aus der Familienpackung sogar teurer als in den normalen Verpackungen.

Ihr Wochenplan für die 3. Woche

	Tag 1	Tag 2	Tag 3
Frühstück	Tomaten mit Kräuterbrot	Ananas mit Joghurt	Apfelomelett
Snack 1	Obst nach Belieben	Obstkompott	Kiwi-Joghurt
Mahlzeit 1	Thai-Suppe	Schnitzel mit Puszta-Salat	Caprese
Snack 2	Milchgenuss	Obst nach Belieben	Gemüsedrink
Mahlzeit 2	Steak mit Salatplatte	Linsensalat mit Ziegenfrischkäse	Asia-Pute auf Rucola

Tag 4	Tag 5	Tag 6	Tag 7
Orangenquark mit Banane	Türkisches Frühstück	Paprikakäse auf Vollkornbrot	Makrelenbrot mit Gurke
Gefüllte Artischocken	Obstsalat	Obst nach Belieben	Obst nach Belieben
Pilzsuppe mit Schwarzwurzeln	Champignonsalat mit Käse	Frikadelle mit Rotkohl	Spinat mit Spiegeleiern
Milchgenuss	Harzer Käse	Tomatensaft	Frischkäse
Rahmporree mit Seelachs	Lachs auf Asia-Gemüse	Spargelsalat mit Schinken und Ei	Sauerkraut mit Leberknödeln

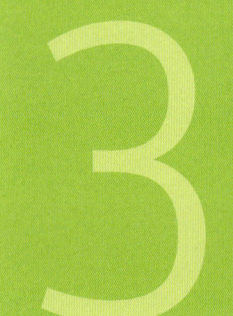

Tag 1

Mein Plan für heute:
Frühstück: Tomaten mit Kräuterbrot
Snack 1: Obst nach Belieben
Mahlzeit 1: Thai-Suppe
Snack 2: Michgenuss
Mahlzeit 2: Steak mit Salatplatte

Zutaten: 1 Scheibe Vollkornbrot | 100 g Kräuterquark | 250 g Tomaten Salz | Pfeffer

Tomaten mit Kräuterbrot

Das Brot mit Kräuterquark bestreichen. Die Tomaten waschen und vierteln. Mit Salz und Pfeffer würzen und zu dem Brot genießen.

Variante: Statt der Tomaten können Sie auch Gurkenscheiben, Paprikastreifen oder Radieschen zum Kräuterbrot genießen.

Obst nach Belieben

Wählen Sie aus der Liste auf Seite 55 eine Portion frisches Obst.

Zutaten: 400 ml Thai-Suppe (TK, K) 200 g Champignons in Scheiben (K, TK) 50 g fertig gegartes Hähnchenbrustfleisch (C, TK), z. B. Aufschnitt Salz | Pfeffer

Thai-Suppe

Die Suppe in einem Topf langsam erhitzen. Die Pilze gut abtropfen lassen und in der Suppe erwärmen. Hähnchenfleisch in Streifen schneiden und in der Suppe warm werden lassen. Mit Salz und Pfeffer abschmecken.

Variante: Ob Bihunsuppe oder vegetarische Glasnudel- oder Frühlingssuppe – erlaubt ist, was schmeckt!

Milchgenuss

200 g Buttermilch

Steak mit Salatplatte

Zutaten: 1 EL Olivenöl 200 g Rindersteak, z. B. Rumpsteak | Salz | Pfeffer je 200 g Möhren-, Paprika- und Selleriesalat (K), jeweils in Essigaufguss

Das Öl in einer beschichteten Pfanne erhitzen und das Steak von beiden Seiten kräftig anbraten. Die Hitze etwas reduzieren und das Steak nach Wunsch garen. Das Fleisch auf dem Teller etwa 2–3 Minuten ruhen lassen. Vor dem Verzehren das Fleisch mit Salz und Pfeffer würzen. Die Salate aus dem Glas gut abtropfen lassen, auf einer Platte schön anrichten und zu dem Steak genießen.

Variante: Für dieses Gericht können Sie auch andere fettarme Fleischsorten verwenden, z. B. Lammfleisch, Schweinerückensteak, Pute oder Hähnchenbrust.

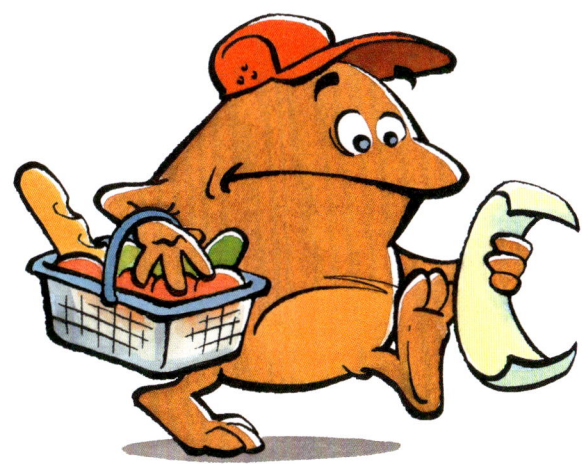

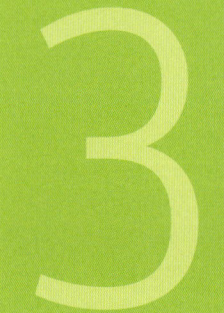

Tag 2

Mein Plan für heute:
Frühstück: Ananas mit Joghurt
Snack 1: Gemüsesaft
Mahlzeit 1: Schnitzel mit Puszta-Salat
Snack 2: Obst nach Belieben
Mahlzeit 2: Linsensalat mit Ziegenfrischkäse

Zutaten: 250 g verzehrfertige Ananas (frisch, K) ohne Zuckerzusatz 1 EL Haferkleieflocken 200 g Joghurt (1,5 % Fett) | Süßstoff nach Geschmack

Ananas mit Joghurt

Die Ananas würfeln. Die Haferkleieflocken unter den Joghurt mischen, mit Süßstoff abschmecken. Den Joghurt zu der Ananas servieren.

Variante: Die Ananas können Sie auch durch die gleiche Menge frischer Äpfel oder Birnen ersetzen.

Gemüsesaft

200 ml Gemüsesaft

Zutaten: 400 g Puszta-Salat (K) | 200 g gebratenes Schweine- oder Putenschnitzel (Metzgerei, C), ohne Panade Salz | Pfeffer

Schnitzel mit Puszta-Salat

Den Puszta-Salat gut abtropfen lassen. Das Schnitzel zu dem Salat verzehren. Nach Wunsch mit Salz und Pfeffer würzen.

Tipp: Sie können den Puszta-Salat auch mit etwas Tomatensaft erhitzen und als warme Beilage zum Schnitzel genießen.

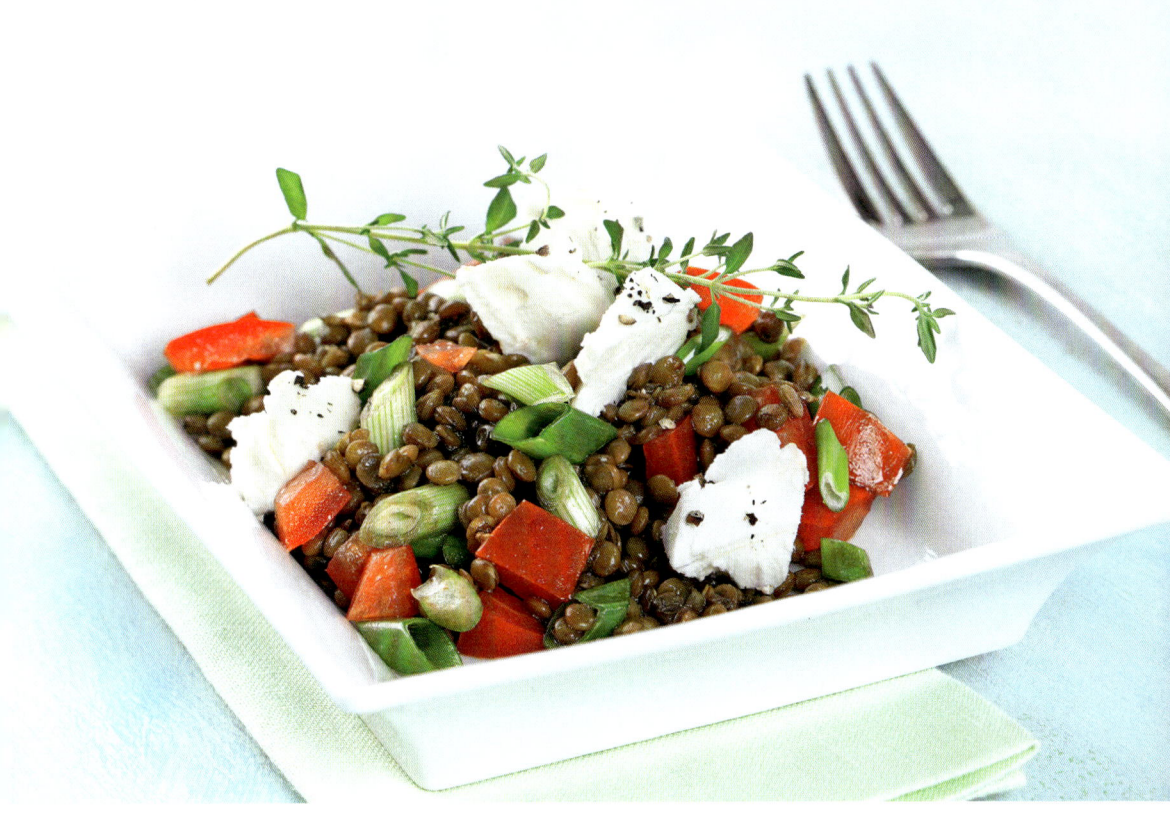

Obst nach Belieben

Wählen Sie aus der Liste auf Seite 55 eine Portion frisches Obst.

Linsensalat mit Ziegenfrischkäse

Die Linsen gut abtropfen lassen. Die Lauchzwiebel in Ringe schneiden. Die Tomaten fein würfeln und mit den Lauchzwiebelringen unter die Linsen ziehen. Mit Balsamico-Essig, Salz und Pfeffer abschmecken. Den Ziegenfrischkäse über den Salat bröseln.

Variante: Die Linsen können Sie auch durch weiße Bohnen oder Kidneybohnen aus der Dose, den Ziegenfrischkäse durch Feta oder Mozzarella ersetzen.

Zutaten: 200 g Linsen (K)
1 Lauchzwiebel (oder 2 EL Zwiebelwürfel, TK)
150 g Tomaten (frisch, K)
1 EL Balsamico-Essig
Salz | Pfeffer
50 g Ziegenfrischkäse

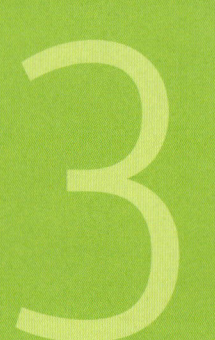

Tag 3

Mein Plan für heute:
Frühstück: Apfelomelett
Snack 1: Kiwi-Joghurt
Mahlzeit 1: Caprese
Snack 2: Gemüsedrink
Mahlzeit 2: Asia-Pute auf Rucola

Zutaten: 1 EL Raps- oder Olivenöl | 2 Eier 1 EL Milch | Salz Zimt | Süßstoff 200 g Apfelkompott (K), ohne Zuckerzusatz

Apfelomelett

Das Öl in einer beschichteten Pfanne erhitzen. Die Eier mit der Milch und 1 kleinen Prise Salz verquirlen. Die Eiermasse in die Pfanne gießen und ein Omelett backen. Das Omelett mit Zimt überstäuben und mit Süßstoff abschmecken. Das Kompott dazu servieren.

Tipp: Sie können auch einen Apfel in Scheiben schneiden, in der Pfanne andünsten und mit der Eiermasse backen.

Kiwi-Joghurt

2 Kiwis schälen und in Scheiben schneiden. 100 g cremigen Joghurt (1,5 % Fett) mit Süßstoff abschmecken und zu den Kiwis servieren.

Zutaten: 400 g Tomaten 100 g Mozzarella 1 TL Kürbiskernöl Salz | Pfeffer Basilikum (frisch, T)

Caprese

Die Tomaten waschen. Tomaten und Mozzarella in Scheiben schneiden und abwechselnd auf einem Teller anrichten. Mit Kürbiskernöl, Salz und Pfeffer würzen und mit Basilikum garnieren.

Gemüsedrink

1/4 l Gemüsesaft mit 1 TL kalt gepresstem Olivenöl verrühren und nach Belieben mit einigen Spritzer Worcestersauce abschmecken. Schmeckt kalt oder warm.

Asia-Pute auf Rucola

Das Olivenöl in einer beschichteten Pfanne erhitzen und das Fleisch rundum gut anbraten. Das Gemüse und 4 EL Wasser in die Pfanne geben. Das Gericht unter Rühren etwa 5 Minuten garen. Die Asia-Pfanne mit Sojasauce abschmecken. Rucola waschen, trocken tupfen, auf einem Teller verteilen und das Gericht darauf servieren.

*Zutaten: 1 TL Olivenöl
150 g Putenbrust, in
Streifen geschnitten
400 g Asia-Gemüse (TK),
ohne Fertigsauce
1 EL Sojasauce
50 g Rucola (frisch, C)*

Tipp: Das Gericht schmeckt warm und kalt.

Variante: Wenn Sie gerne etwas schärfer essen, servieren Sie Sambal Oelek zu dem Gericht.

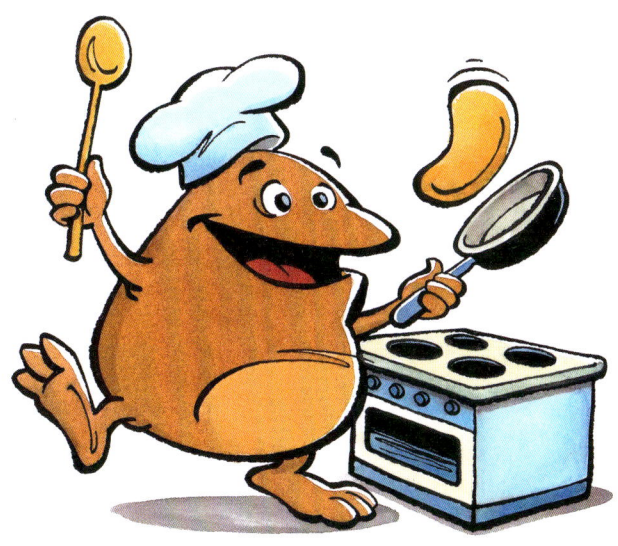

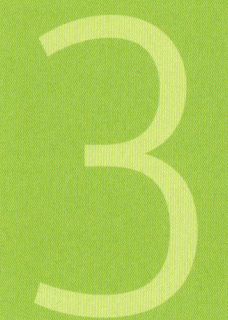

Tag 4

Mein Plan für heute:
Frühstück: Orangenquark mit Banane
Snack 1: Gefüllte Artischocken
Mahlzeit 1: Pilzsuppe mit Schwarzwurzeln
Snack 2: Milchgenuss
Mahlzeit 2: Rahmporree mit Seelachs

*Zutaten: 200 g Mager-
quark | 200 ml Orangen-
saft (K), ohne Zuckerzu-
satz | 1 EL Zitronen-
saft (K) | 1 Banane
Süßstoff | 1 EL Hafer-
kleieflocken*

Orangenquark mit Banane

Den Quark mit Orangen- und Zitronensaft glatt rühren.
Die Banane schälen, in Scheiben schneiden und mit dem
Orangenquark mischen. Mit Süßstoff abschmecken. Die
Haferkleieflocken über den Orangenquark streuen.

Gefüllte Artischocken

2 Artischocken (K, in Wasseraufguss) abtropfen lassen und
mit je 1 TL Frischkäse füllen. Nach Belieben mit je 2 Oliven garnieren.

*Zutaten: 400 ml
Champignon-Creme-
suppe (K, TK, C)
200 g Schwarzwurzeln (K)
Salz | Pfeffer
Petersilie (T)*

Pilzsuppe mit Schwarzwurzeln

Die Suppe in einem Topf langsam erhitzen. Die Schwarzwurzeln gut abtropfen lassen und in mundgerechte Stücke
schneiden. Schwarzwurzeln in der Suppe heiß werden lassen. Die Suppe mit Salz und Pfeffer abschmecken und mit
Petersilie garnieren.

Variante: Statt der Schwarzwurzeln können Sie auch die
gleiche Menge Spargel (K) verwenden.

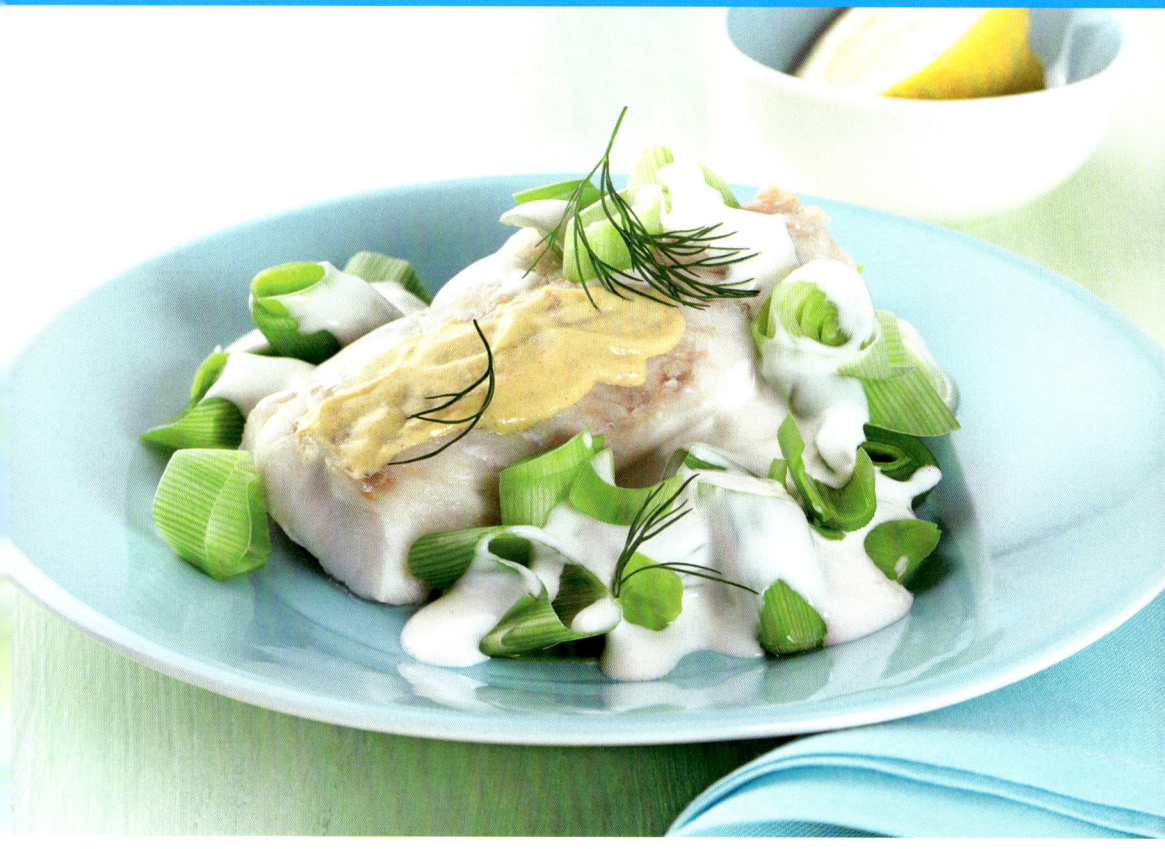

Milchgenuss

200 g Buttermilch

Rahmporree mit Seelachs

Den Rahmporree nach Packungsanweisung in einer beschichteten Pfanne zubereiten. Eventuell etwas Wasser zugeben. Den Fisch gut abspülen und trocken tupfen. Mit Senf, Salz und Pfeffer würzen und auf den Porree legen. Den Deckel auflegen und den Fisch etwa 10 Minuten bei milder Hitze gar ziehen lassen.

Variante: Den Rahmporree können Sie auch durch tiefgekühlten Rahmspinat ersetzen.

Zutaten: 400 g Rahmporree (TK) | 250 g Seelachsfilet (frisch, TK; oder Kabeljau, Rotbarsch), ohne Panade | 1 TL Senf Salz | Pfeffer

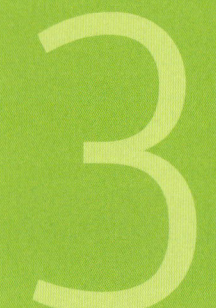

Tag 5

Mein Plan für heute:
Frühstück: Türkisches Frühstück
Snack 1: Obstsalat
Mahlzeit 1: Champignonsalat mit Käse
Snack 2: Harzer Käse
Mahlzeit 2: Lachs auf Asia-Gemüse

Türkisches Frühstück

*Zutaten: 200 g Tomaten
200 g Salatgurke | Salz
Pfeffer | 50 g Feta
1 Scheibe Vollkornbrot
1 TL Tomatenmark*

Tomaten und Gurke waschen, putzen und in Scheiben schneiden. Mit Salz und Pfeffer würzen. Den Feta über das Gemüse bröseln. Das Brot mit Tomatenmark bestreichen und dazu genießen.

Variante: Statt Feta können Sie auch Mozzarella verwenden.

Obstsalat

200 g Obstsalat (K, ohne Zuckerzusatz)

Champignonsalat mit Käse

*Zutaten: 100 g Blattsalat
nach Wunsch (C)
200 g Champignons
(frisch, C, K) | 2 EL Fertig-
dressing mit Essig und Öl
200 g körniger Frisch-
käse | Salz | Pfeffer*

Die Blattsalate auf einem Teller verteilen. Frische Pilze abreiben, Pilze aus dem Glas gut abtropfen lassen. In Scheiben schneiden und auf dem Salat verteilen. Den Salat mit Dressing beträufeln und mit Frischkäse garnieren. Mit Salz und Pfeffer abschmecken.

Variante: Den Frischkäse können Sie auch durch 100 g Mozzarella oder Feta ersetzen.

Harzer Käse

50 g Harzer Käse nach Wunsch mit Zwiebelwürfeln garnieren und genießen.

Lachs auf Asia-Gemüse

Das Lachsfilet mit kaltem Wasser abspülen, trocken tupfen, mit Zitronensaft beträufeln und mit Salz und Pfeffer würzen. Das Öl in einer beschichteten Pfanne erhitzen, das Gemüse zugeben und unter Rühren kurz garen. Sojasauce und 4 EL Wasser zugeben. Den Fisch auf das Gemüse legen. Den Deckel auf die Pfanne legen und den Lachs etwa 10 Minuten bei milder Hitze gar ziehen lassen.

Zutaten: 150 g Lachsfilet (frisch, TK), ohne Panade 1 EL Zitronensaft (K) Salz | Pfeffer 1 TL Olivenöl 400 g Asia- Gemüse (TK), ohne Fertig- sauce | 1 EL Sojasauce

Variante: Das Asia-Gemüse können Sie auch durch eine italienische Gemüsemischung (TK) ersetzen.

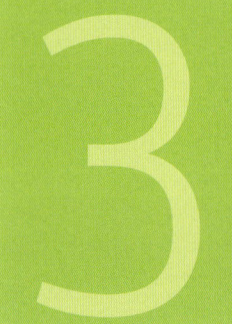

Tag 6

Mein Plan für heute:
Frühstück: Paprikakäse auf Vollkornbrot
Snack 1: Obst nach Belieben
Mahlzeit 1: Frikadelle mit Rotkohl
Snack 2: Gemüsesaft
Mahlzeit 2: Spargelsalat mit Schinken und Ei

*Zutaten: 1 Paprikaschote
1 TL Paprikapulver
100 g körniger Frisch-
käse | Salz | Pfeffer
1 Scheibe Vollkornbrot
1 EL Schnittlauch-
röllchen (frisch, T)*

Paprikakäse auf Vollkornbrot

Die Paprikaschote waschen, putzen und fein würfeln. Mit dem Paprikapulver unter den Frischkäse ziehen. Den Paprikakäse mit Salz und Pfeffer abschmecken. Auf dem Brot verteilen und mit Schnittlauchröllchen servieren.

Tipp: Schneller geht es mit Paprikasalat in Essigaufguss aus dem Glas. Dazu mischen Sie einfach 100 g gut abgetropfte Paprikastreifen unter den Frischkäse.

Obst nach Belieben

Wählen Sie aus der Liste auf Seite 55 eine Portion frisches Obst.

*Zutaten: 400 g verzehr-
fertiger Rotkohl (TK, K)
1 fertig gebratene
Frikadelle (ca. 100 g; C,
Metzgerei), ohne Panade
Senf*

Frikadelle mit Rotkohl

Den Rotkohl nach Packungsanweisung zubereiten. Die Frikadelle nach Wunsch mit Senf servieren.

Variante: Ersetzen Sie den Rotkohl durch eine große Portion Krautsalat mit Essig-Öl-Dressing.

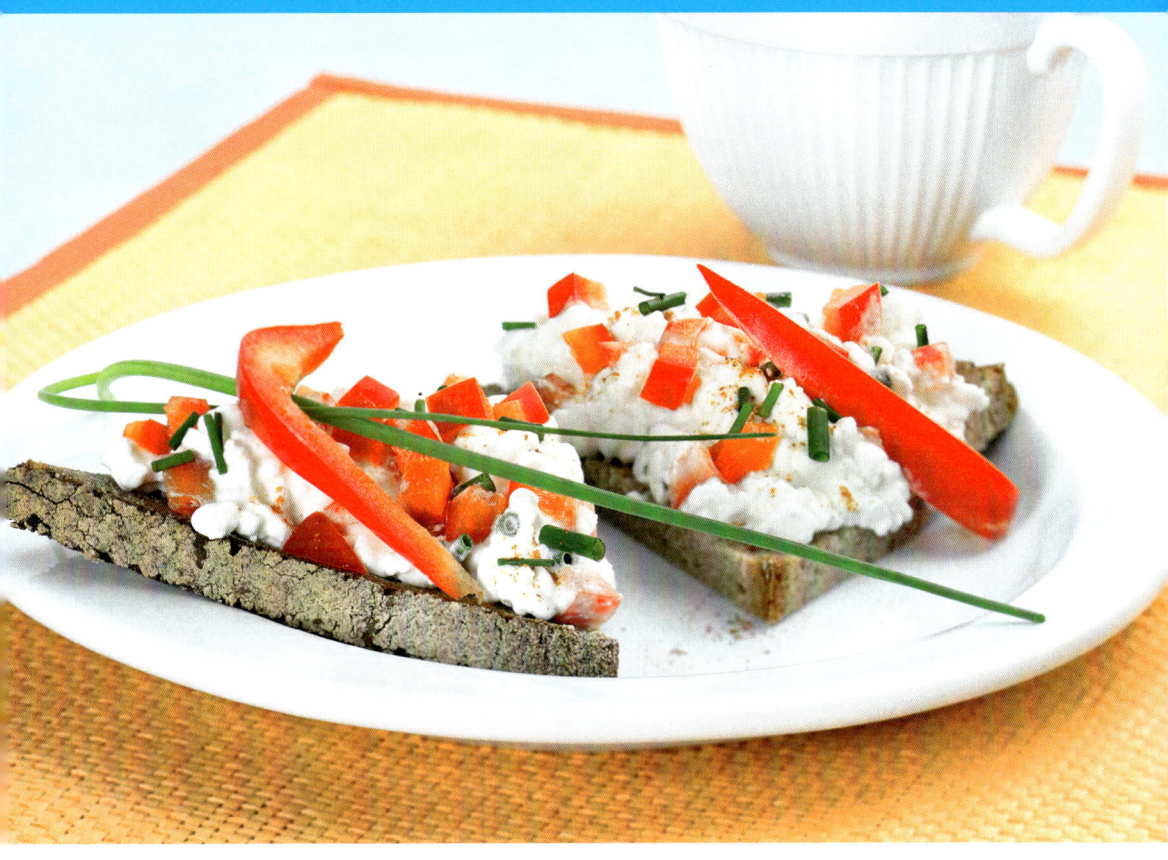

Gemüsesaft

200 ml Tomatensaft

Spargelsalat mit Schinken und Ei

Den Spargel gut abtropfen. Spargel und Schinken in Streifen schneiden und vermischen. Mit Joghurtdressing, Salz und Pfeffer abschmecken. Die Eier pellen und zu dem Salat genießen.

Tipp: Der Spargelsalat lässt sich auch gut zu Hause vorbereiten und als Mittagessen mit in die Arbeit nehmen.

Variante: Den Spargel können Sie durch Schwarzwurzeln ersetzen (frisch oder aus dem Glas).

Zutaten: 500 g gekochter Spargel (K) | 2 Scheiben gekochter Schinken, ohne Fettrand | 2 EL Fertigdressing auf Joghurtbasis Salz | Pfeffer 2 hart gekochte Eier (z. B. Party-Eier)

111

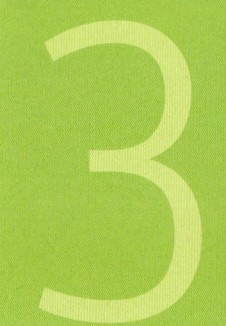

Tag 7

Mein Plan für heute:
Frühstück: Makrelenbrot mit Gurke
Snack 1: Obst nach Belieben
Mahlzeit 1: Spinat mit Spiegeleiern
Snack 2: Würziger Frischkäse
Mahlzeit 2: Sauerkraut mit Leberknödeln

Zutaten: 1 Scheibe Roggenvollkornbrot 1 TL Senf | 50 g geräucherte Makrele (frisch, K, C) 200 g Salatgurke | Salz

Makrelenbrot mit Gurke

Das Brot mit Senf einstreichen. Die Makrele auf das Brot legen. Die Salatgurke waschen, putzen, in Scheiben schneiden und mit Salz würzen. Zum Makrelenbrot essen.

Variante: Ersetzen Sie die Salatgurke durch saure Gurken. Statt mit Makrele schmeckt das Brot auch mit Räucherlachs (frisch, C).
Wer zum Frühstück noch keinen Fisch mag: Sie können Ihr Brot auch mit der gleichen Menge Bratenaufschnitt (Putenbrust, Schweinerücken) belegen.

Obst nach Belieben

Wählen Sie aus der Liste auf Seite 55 eine Portion frisches Obst.

Zutaten: 300 g Rahmspinat (TK) | 1 TL Olivenöl 2 Eier | Salz | Pfeffer

Spinat mit Spiegeleiern

Den Spinat nach Packungsanweisung zubereiten. Das Öl in einer beschichteten Pfanne erhitzen und zwei Spiegeleier braten. Mit Salz und Pfeffer würzen und zum Spinat servieren.

Würziger Frischkäse

100 g körnigen Frischkäse mit Salz und Pfeffer abschmecken und genießen.

Sauerkraut mit Leberknödeln

Das Sauerkraut in einen Topf geben und bei milder Hitze unter Rühren erwärmen. Die Leberknödelsuppe mit der Flüssigkeit zugeben. Die Knödel auf dem Sauerkraut heiß werden lassen. Das Gericht nach Geschmack mit Senf servieren.

Tipp: Verzehrfertiges Sauerkraut gibt es aus der Dose oder in Portionstüten eingeschweißt im Supermarkt zu kaufen.

Variante: Statt der Leberknödel können Sie auch 200 g mageres Kassler im Sauerkraut erhitzen.

Zutaten: 300 g verzehrfertiges Sauerkraut (K, C) 400 ml Leberknödelsuppe (K) | Senf

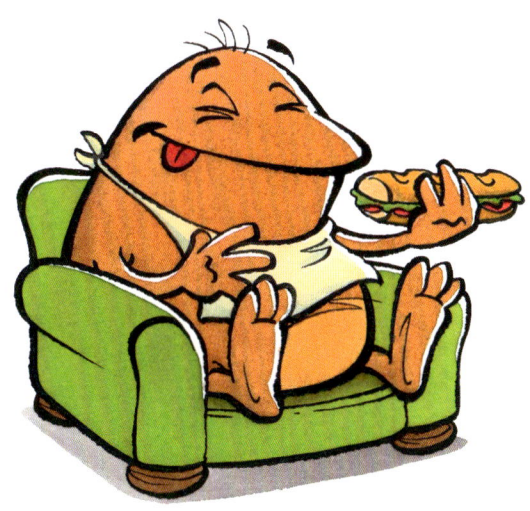

113

Aufreißerrezepte für Kochmuffel

Na, auch so ein kleiner Aufreißertyp? Freuen Sie sich jetzt auf Rezepte, die Ihnen so richtig auf den Leib geschneidert sind, denn hier können Sie nach Lust und Laune Lebensmittelverpackungen aufreißen: Tüten, Dosen oder Gläser warten schon auf ihren Einsatz. Da wird das Abspecken zum puren Vergnügen.

Kohlroulade mit Möhren

Zutaten: 1 verzehrfertige Kohlroulade mit Sauce (Gesamtgewicht ca. 400 g; K, TK, Metzgerei) 200 g geschnittene Möhren (frisch, C, K, TK) Salz | Pfeffer

Zubereitungszeit: ca. 10 Minuten

Die tiefgekühlte Kohlroulade nach Packungsanweisung erwärmen. Kohlroulade aus der Dose oder vom Metzger in einem Topf erwärmen. Möhren aus der Dose abtropfen lassen. Die Möhren in der Sauce erhitzen. Das Gericht mit Salz und Pfeffer abschmecken.

Variante: Statt der Kohlroulade können Sie auch eine kleine Rinderroulade verwenden.

Fischsalat ruckzuck

Zutaten: 100 g Schwedenhappen (K; oder anderer Hering in Aufguss) | 200 g Miesmuscheln in Tomatensauce (Gesamtgewicht; K) 300 g Rote Bete (K)

Zubereitungszeit: ca. 5 Minuten

Die Schwedenhappen gut abtropfen lassen. Den Fisch mit den Muscheln auf einem Teller anrichten. Die Rote Bete gut abtropfen lassen und dazu servieren.

Variante: Sie können die Rote Bete durch Essiggurken, z. B. Senfgurken, ersetzen.

Spargel mit Ragout Fin

Zubereitungszeit: ca. 20 Minuten

Den Backofen auf 200 °C vorheizen. Tiefgekühlten Spargel nach Packungsanweisung zubereiten. Spargel aus dem Glas sehr gut abtropfen lassen. Eine ofenfeste Form mit dem Olivenöl einpinseln. Den Spargel einfüllen und das Ragout Fin darauf verteilen. Das Gericht etwa 15 Minuten im Ofen backen. Mit Salz und Pfeffer abschmecken. Nach Wunsch mit Petersilie garnieren.

Zutaten: 500 g gekochter Spargel (TK, K)
1 TL Olivenöl
150 g Ragout Fin (K)
Salz | Pfeffer
frische Petersilie

Salat mit Ölsardinen

Zubereitungszeit: ca. 10 Minuten

Die Blattsalate auf einem Teller verteilen und mit dem Dressing mischen. Den Möhrensalat abtropfen lassen und die Kidneybohnen gut abspülen. Beides auf dem Salat verteilen. Die Ölsardinen auf Küchenpapier sehr gut abtropfen lassen und auf dem Salat anrichten.

Tipp: Statt Fertigdressing können Sie auch die Schnelle Vinaigrette (S. 57) zubereiten.

Zutaten: 100 g Blattsalat nach Wunsch (C)
2 EL Fertigdressing mit Essig und Öl
200 g Möhrensalat (K, in Essigaufguss)
100 g Kidneybohnen (K)
4 Ölsardinen (insgesamt ca. 100 g; K)

Der Endspurt beginnt

Die letzte Abspeckwoche wartet darauf, dass sich ein waschechter Kochmuffel mit ihr auseinandersetzt. Natürlich können Sie auch nach dieser letzten Woche weiterhin mit dem Programm Ihren überflüssigen Pfunden zu Leibe rücken. Kombinieren Sie die Rezepte einfach ganz nach Ihrem Geschmack und Ihrer Kochlaune.

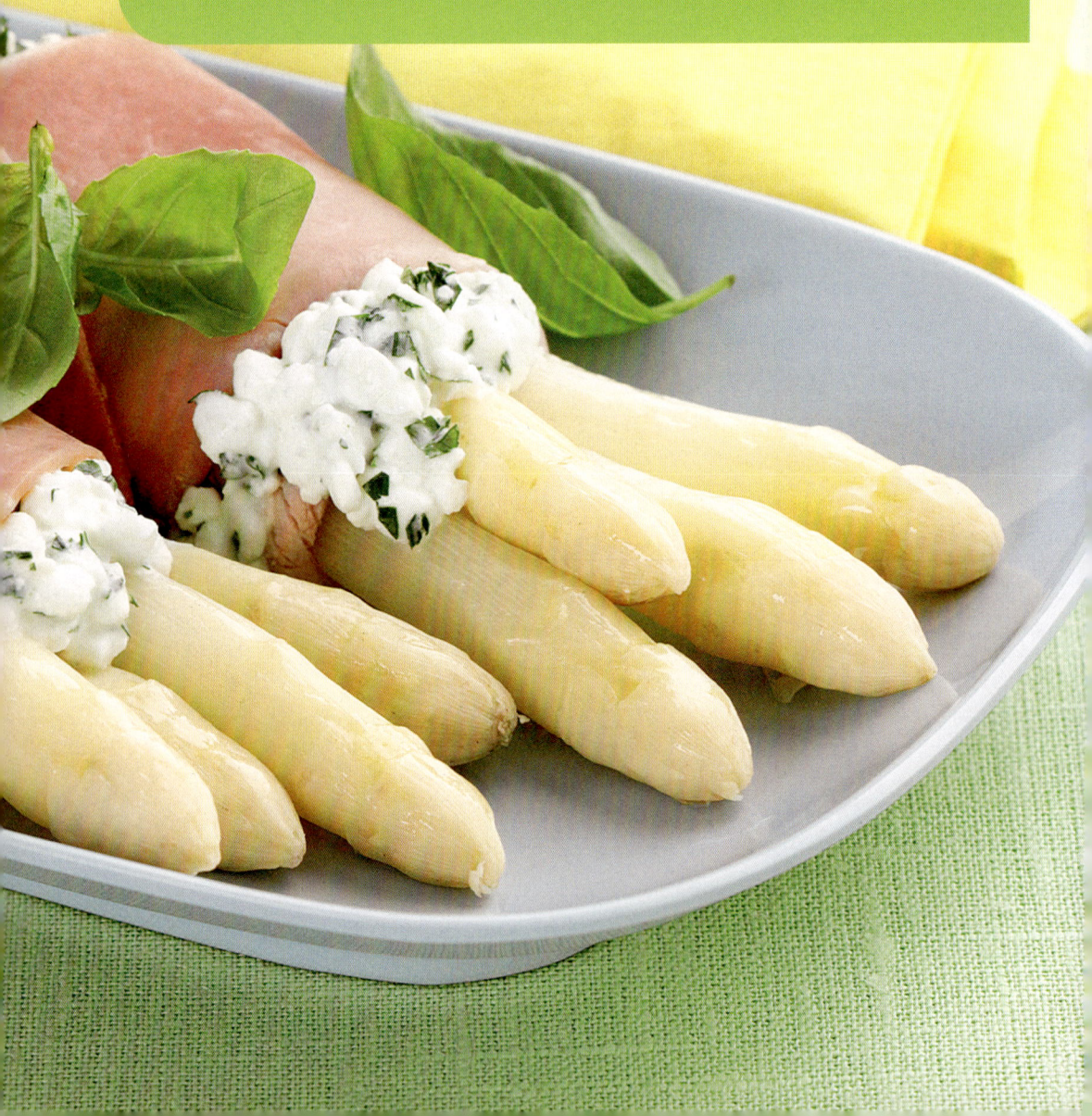

Fett sparen hält die Figur in Form

Fett liefert unserem Körper besonders viel Energie und wird daher immer wieder als Dickmacher verpönt. Der Kochmuffel hat Ihnen in den letzten Wochen schon gezeigt, wie Sie in die richtigen Fetttöpfchen greifen, damit Ihr Körper so richtig in Form kommt. Setzen Sie auch weiterhin hochwertige pflanzliche Öle wie Olivenöl oder Rapsöl auf Ihren Speiseplan und schränken Sie den Konsum von tierischen Fetten ein. Auch bei der Zubereitung können Sie ganz figurfreundlich ein wenig Fett einsparen.

Schauen Sie gleich einmal rein in die Fettspartipps vom Kochmuffel:

◆ Fett ist ein Geschmacksträger, aber das ist keine Frage der Menge. Ein kleiner Stich Butter verfeinert das Gemüse genauso gut wie halbes Pfund.

◆ Kartoffeln können Sie mit etwas Olivenöl einpinseln und einfach im Ofen backen.

◆ Wenn es Pommes sein sollen, backen Sie diese im Ofen auf einer speziellen Backfolie.

◆ Grillgemüse können Sie auch im Backofen zubereiten. So geht es ganz leicht: Das Gemüse wie Zucchini, Paprika, Champignons und Zwiebeln in gleich große Stücke schneiden, in eine ofenfeste Form füllen, salzen und etwas Olivenöl untermischen. 15 Minuten unter dem Grill (oberste Schiene) garen, dabei das Gemüse ab und zu durchrühren.

◆ In einem Bratschlauch garen Sie Fleisch, Fisch und Gemüse ganz ohne Fett im Backofen.

◆ Alufolie ist eine gute Hilfe, wenn Sie Fisch oder Fleisch auf dem Grill oder im Ofen garen möchten.

◆ Verzichten Sie bei Fleisch und Fisch immer auf Panaden, denn die saugen sich so richtig mit Fett voll.

◆ An Ihrem Steak prangt ein Fettrand? Nicht beachten und mitbraten, das verbessert den Geschmack. Aber auf dem Teller lassen Sie sichtbares Fett immer links liegen.

◆ Setzen Sie bei der Zubereitung von Bratkartoffeln, Schnitzel und Co. auf eine beschichtete Pfanne, die Sie mit wenig Öl einpinseln.

◆ In einem Wok brutzeln Sie auch mit wenig Fett, und es geht ganz schnell.

◆ In einem Kontaktgrill brauchen Sie kein Fett zum Garen.

◆ Prüfen Sie Fertiggerichte aus der Dose mit einem kritischen Blick. Schwimmt zu viel Fett auf der Suppe, entfernen Sie es mit einem Löffel oder etwas Küchenpapier.

◆ Alles, was in der Fritteuse zubereitet wird, saugt sich mit Fett voll. Fragen Sie am Imbiss oder im Restaurant ruhig mal nach:
Oft werden Gerichte wie zum Beispiel Brathähnchen in der Fritteuse aufgewärmt. Das schmeckt nicht nur ölig, sondern fördert auch die Fettpölsterchen.

◆ Denken Sie auch an die versteckten Fette in Wurstwaren, Käse, Schokolade und Knabbereien.

Ihr Wochenplan für die 4. Woche

	Tag 1	Tag 2	Tag 3
Frühstück	Mozzarella-Brot	Kräuterrührei	Krabbenbrot mit Ei
Snack 1	Obst nach Belieben	Erdbeermilch	Apfel-Soja-Drink
Mahlzeit 1	Szegediner Gulasch	Rohkostknabberei mit Dip	Salat »Sicilia«
Snack 2	Würziger Frischkäse	Obstkompott	Obst nach Belieben
Mahlzeit 2	Thai-Salat mit Hähnchen	Jägerschnitzel	Grünkohl mit Wurst

Tag 4	Tag 5	Tag 6	Tag 7
Vitamin-Müsli	Frischkäse mit Apfelkompott	Nektarine auf Camembert	Rhabarberkompott mit Joghurt
Buttermilch	Gemüsesaft	Tomatensaft	Möhrensaft
Schinkenröllchen mit Spargel	Roastbeef mit Mixed Pickles	Seelachs auf Pfannengemüse	Pesto-Spargel mit Räucherlachs
Obstkompott	Obst nach Belieben	Obst nach Belieben	Rote Bete
Tomatensuppe mit Lachs	Spinattopf mit Bohnen	Bohnentopf mit Ziegenkäse	Hähnchen mit Pfirsichkompott

4

Tag 1

Mein Plan für heute:
Frühstück: Mozzarella-Brot
Snack 1: Obst nach Belieben
Mahlzeit 1: Szegediner Gulasch
Snack 2: Würziger Frischkäse
Mahlzeit 2: Thai-Salat mit Hähnchen

Zutaten: 1 Scheibe Roggenvollkornbrot | 1 TL Tomatenmark | 50 g Mozzarella | 200 g Tomaten Basilikum (frisch, T) Salz | Pfeffer

Mozzarella-Brot

Das Brot mit Tomatenmark bestreichen. Den Mozzarella in Scheiben schneiden und auf dem Brot verteilen. Die Tomaten waschen, vierteln, mit Basilikum, Salz und Pfeffer würzen und zu dem Brot genießen.

Obst nach Belieben

Wählen Sie aus der Liste auf Seite 55 eine Portion frisches Obst.

Zutaten: 400 ml Gulaschsuppe (K, TK, Metzgerei) 200 g verzehrfertiges Sauerkraut (K, C) Pfeffer | Tabasco

Szegediner Gulasch

Die tiefgekühlte Gulaschsuppe nach Packungsanweisung erhitzen. Gulaschsuppe aus der Dose oder vom Metzger in einem Topf erwärmen. Das Sauerkraut sehr gut abtropfen lassen, etwas klein schneiden und in der Gulaschsuppe erhitzen. Den Szegediner Gulasch mit Pfeffer und Tabasco abschmecken.

Variante: Statt des Sauerkrauts können Sie auch eine fein gewürfelte Paprikaschote oder Paprikastreifen aus der Tiefkühltruhe in der Suppe erhitzen.

Würziger Frischkäse

100 g körnigen Frischkäse mit Salz und Pfeffer abschmecken und genießen.

Thai-Salat mit Hähnchen

Zutaten: 400 g Thai-Salat (K) | 2 EL Fertigdressing mit Essig und Öl 150 g fertig gebratenes Hähnchenfleisch (C, Metzgerei)

Den Thai-Salat gut abtropfen lassen. Das Dressing unter den Salat mischen. Das gebratene Hähnchenfleisch auf dem Salat verteilen.

Tipp: Thai-Salat finden Sie im Supermarkt meistens in Gläsern, in einem Aufguss.

Variante: Statt des Fertigdressings können Sie auch ein Dressing des Kochmuffels (S. 57) verwenden.

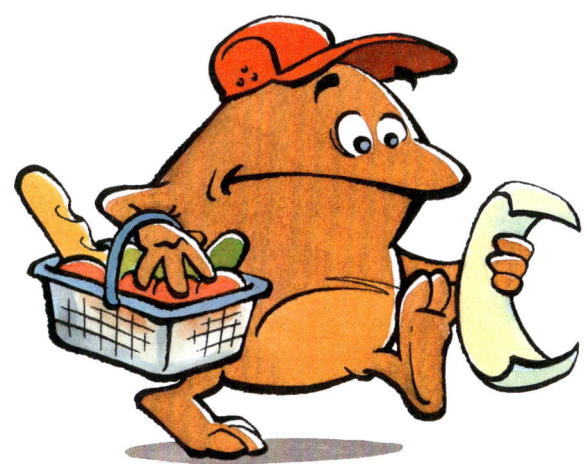

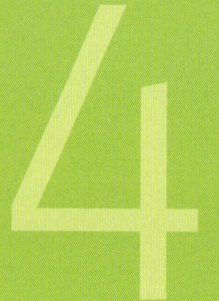

Tag 2

Mein Plan für heute:
Frühstück: Kräuterrührei
Snack 1: Erdbeermilch
Mahlzeit 1: Rohkostknabberei mit Dip
Snack 2: Obstkompott
Mahlzeit 2: Jägerschnitzel

Zutaten: 1 EL Raps- oder Olivenöl | 2 Eier 1 EL Milch | 25 g Kräutermischung (TK) Salz | 200 g Tomaten Pfeffer

Kräuterrührei

Das Öl in einer beschichteten Pfanne erhitzen. Die Eier mit Milch, Kräutern und etwas Salz verquirlen, in die Pfanne geben und langsam stocken lassen. Eiermasse mit einem Pfannenheber zur Mitte hin zusammenschieben. Die Tomaten waschen, vierteln, mit Salz und Pfeffer würzen. Zum Rührei servieren.

Erdbeermilch

150 g Erdbeeren (alternativ Himbeeren; frisch, TK, K, ohne Zuckerzusatz) mit 200 g Buttermilch oder Sojamilch vermischen oder pürieren und mit Süßstoff abschmecken.

Zutaten: 1 Kohlrabi 3 Möhren | 2 Paprikaschoten (frisch, C) einige saure Gurken 250 g Kräuterquark

Rohkostknabberei mit Dip

Kohlrabi, Möhren und Paprika waschen und putzen bzw. schälen. Alle Gemüse in Stifte schneiden. Den Kräuterquark als Dip zu dem Gemüse genießen.

Variante: Noch schneller geht es mit fertig geschnittenem Gemüse aus dem Supermarkt.

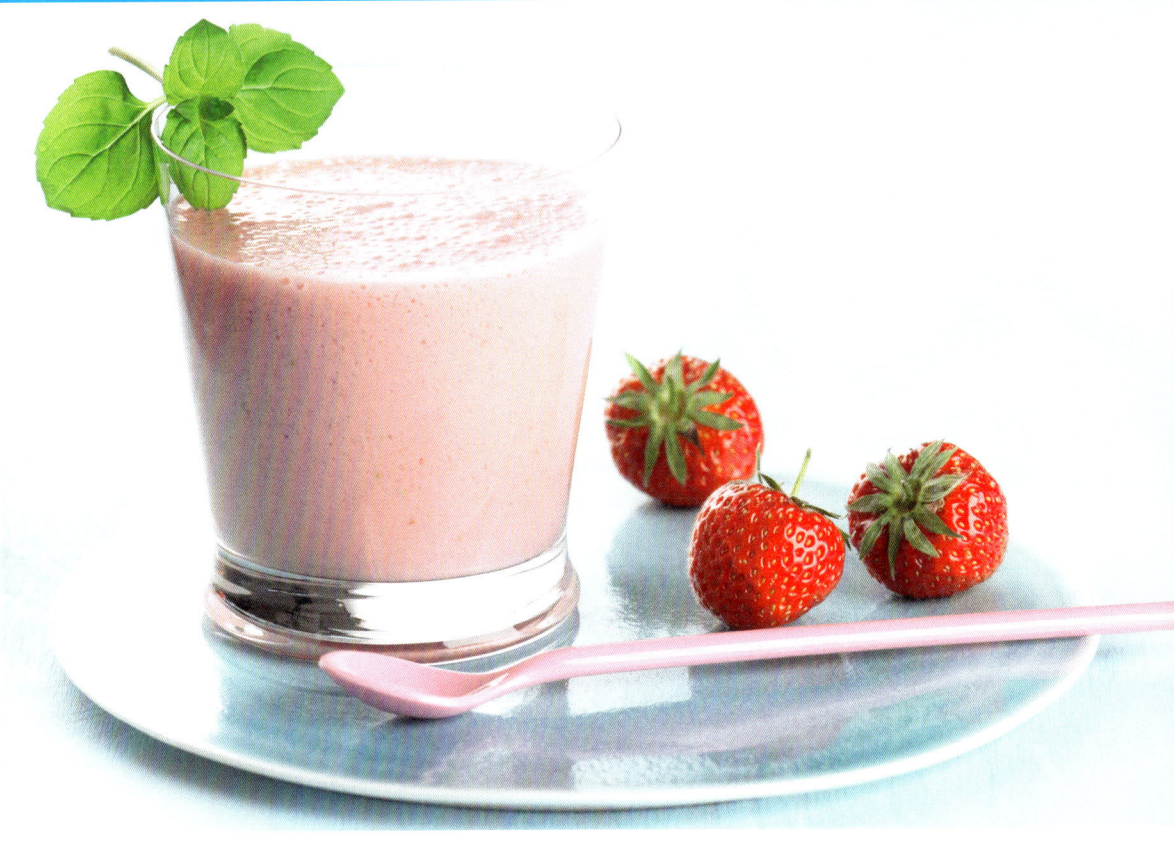

Obstkompott

200 g Obstkompott (K, ohne Zuckerzusatz)

Jägerschnitzel

Das Öl in einer beschichteten Pfanne erhitzen. Das Fleisch darin gut anbraten und garen. Pilze aus dem Glas abtropfen lassen. Die Pilze in Scheiben schneiden, zu dem Fleisch in die Pfanne geben und etwas dünsten. Das Gericht mit Brühe, Salz und Pfeffer würzen und mit Petersilie garnieren.

Tipp: Noch schneller geht es mit einem fertig gebratenen Schnitzel ohne Panade (C, TK, Metzger) und mit in Scheiben geschnittenen Champignons aus dem Glas oder der Tiefkühltruhe.

Zutaten: 1 EL Olivenöl 200 g Schnitzel (von Schwein, Pute, Kalb) 250 g Champignons (K, TK) | etwas Brühe (Instant) | Salz | Pfeffer 1 EL gehackte Petersilie (T)

4

Tag 3

Mein Plan für heute:
Frühstück: Krabbenbrot mit Ei
Snack 1: Apfel-Soja-Drink
Mahlzeit 1: Salat »Sicilia«
Snack 2: Obst nach Belieben
Mahlzeit 2: Grünkohl mit Wurst

*Zutaten: 1 Scheibe
Roggenvollkornbrot
50 g Kräuterquark
50 g gegartes Garnelen-
fleisch/Krabben (K, C)
Salz | Pfeffer | 1 Ei
200 g saure Gurken*

Krabbenbrot mit Ei

Das Brot mit Kräuterquark bestreichen. Die Krabben darauf verteilen. Mit Salz und Pfeffer würzen. Das Frühstücksei nach Wunsch kochen und mit den Gurken zu dem Brot genießen.

Apfel-Soja-Drink

100 g Apfelkompott (K, ohne Zucker) mit 200 g Soja- oder Buttermilch, 1 EL Sanddornsaft und 1 Prise Zimt im Mixer kurz verrühren und mit Süßstoff abschmecken.

*Zutaten: 400 g Fenchel-
knolle mit Grün
1/2 Salatgurke | 1 rote
Zwiebel | 3 EL Orangen-
saft (K), ohne Zucker
2 EL Fertigdressing
mit Essig und Öl
Salz | Pfeffer
1 EL geriebener
Parmesan*

Salat »Sicilia«

Das Gemüse waschen und putzen bzw. schälen. Alles in feine Streifen schneiden und in einer Schüssel anrichten. Orangensaft und Dressing über den Salat träufeln und mit Salz und Pfeffer abschmecken. Den Salat mit Parmesan servieren.

Tipp: Für den Salat können Sie auch eines der Kochmuffel-Dressings (S. 57) verwenden.

Obst nach Belieben

Wählen Sie aus der Liste auf Seite 55 eine Portion frisches Obst.

Grünkohl mit Wurst

Zutaten: 1 EL Olivenöl 2 EL Zwiebelwürfel (TK) 400 g Grünkohl (K, TK) 30 g magere Schinkenwürfel, z. B. Katenschinken | Salz | Pfeffer 100 g Geflügel-Bockwurst (K; ca. 170 kcal pro 100 g) | Senf

Das Öl in einem Topf erhitzen und die Zwiebelwürfel kurz dünsten, bis sie glasig sind. Den Grünkohl und die Schinkenwürfel zu den Zwiebeln geben. Den Kohl etwa 10 bis 15 Minuten leise kochen lassen. Mit Salz und Pfeffer abschmecken. Die Bockwürstchen auf den Grünkohl legen und bei milder Hitze vorsichtig erwärmen. Mit Senf servieren.

Tipp: So eine Bockwurst kann für Kochmuffel eine echte Herausforderung sein. Kaum ist sie heiß, ist sie auch schon aufgeplatzt. Daher am besten die Wurst mit heißem Wasser aus dem Teekocher übergießen und warten, bis sie warm ist.

Variante: Den Grünkohl können Sie auch durch die gleiche Menge Rahmspinat aus der Tiefkühltruhe ersetzen.

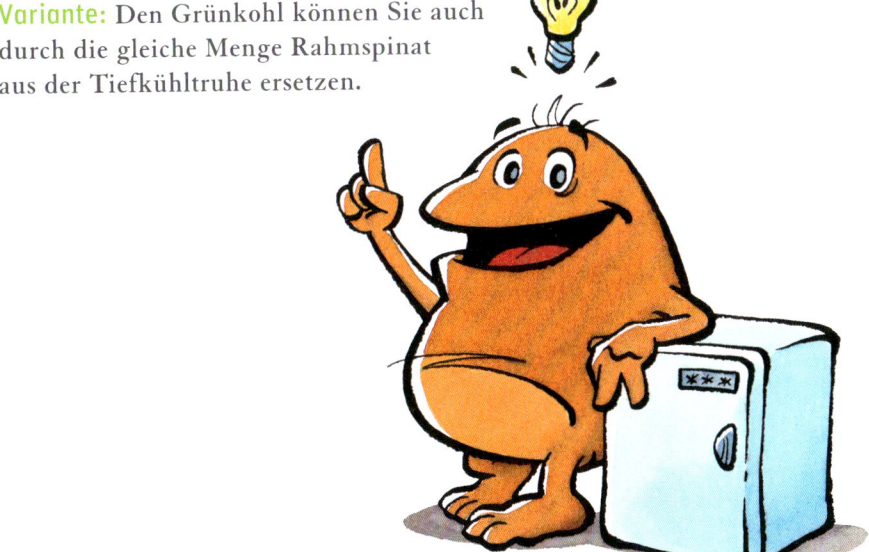

4

Tag 4

Mein Plan für heute:
Frühstück: Vitamin-Müsli
Snack 1: Milchgenuss
Mahlzeit 1: Schinkenröllchen mit Spargel
Snack 2: Obstkompott
Mahlzeit 2: Tomatensuppe mit Lachs

Zutaten: 2 Kiwis
1 kleine Banane
1 EL Zitronensaft (K)
1 EL Sanddornsaft (K)
3 EL Haferflocken
200 g Joghurt
(1,5 % Fett) | Süßstoff

Vitamin-Müsli

Kiwis und Banane schälen und in Scheiben schneiden. Zitronen- und Sanddornsaft unter das Obst mischen. Die Haferflocken darüberstreuen. Den Joghurt mit Süßstoff abschmecken und über das Müsli geben.

Tipp: Falls Sie Fertigmüsli verwenden wollen, achten Sie bitte auf einen geringen Zuckergehalt.

Milchgenuss

200 g Buttermilch

Zutaten: 100 g körniger
Frischkäse | Salz | Pfeffer
2 Scheiben gekochter
Schinken (ca. 60 g), ohne
Fettrand | 500 g gekoch-
ter Spargel (TK, K)

Schinkenröllchen mit Spargel

Den Frischkäse mit Salz und Pfeffer würzen und auf den beiden Schinkenscheiben verteilen. Tiefgekühlten Spargel nach Packungsanweisung zubereiten. Spargel aus dem Glas gut abtropfen und auf den Schinken geben. Den Schinken um den Spargel rollen.

Variante: Den Frischkäse können Sie auch durch Kräuterquark ersetzen.

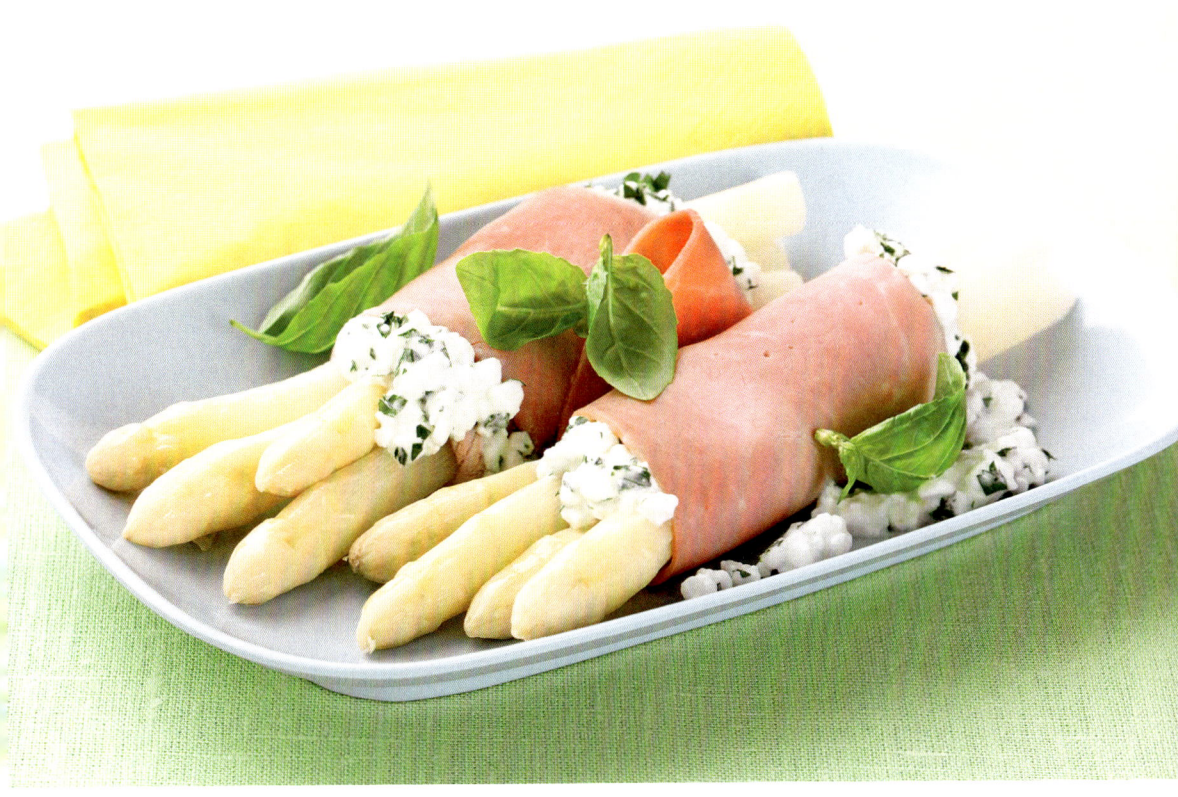

Obstkompott

200 g Obstkompott (K, ohne Zuckerzusatz)

Tomatensuppe mit Lachs

Den Fenchel waschen, putzen und in dünne Scheiben schneiden. Das Öl in einem Topf erhitzen und den Fenchel darin andünsten. Tomatensaft und Thymian zugeben und die Suppe etwa 10 Minuten leise kochen lassen. Den Lachs mit Wasser abspülen, trocken tupfen und würfeln. In die Suppe geben und bei milder Hitze gar ziehen lassen. Mit Salz und Pfeffer abschmecken.

Variante: Statt Fenchel können Sie auch Kohlrabi oder Zucchini verwenden.

Zutaten: 300 g Fenchel-knolle | 1 TL Olivenöl
400 ml Tomatensaft (K)
1 TL Thymian (T)
150 g Lachsfilet (frisch, TK), ohne Panade
Salz | Pfeffer

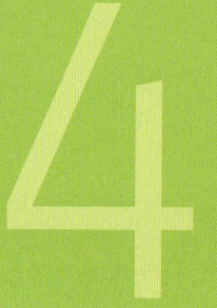

Tag 5

Mein Plan für heute:
Frühstück: Frischkäse mit Apfelkompott
Snack 1: Gemüsesaft
Mahlzeit 1: Roastbeef mit Mixed Pickles
Snack 2: Obst nach Belieben
Mahlzeit 2: Spinattopf mit Bohnen

Zutaten: 200 g körniger Frischkäse | 200 g Apfelkompott (K), ohne Zuckerzusatz | 1 EL Sanddornsaft (K) | Süßstoff 1 EL Haferkleieflocken

Frischkäse mit Apfelkompott

Den Frischkäse mit Apfelkompott und Sanddornsaft mischen. Mit Süßstoff abschmecken und mit Haferkleieflocken bestreuen.

Variante: Das Apfelkompott können Sie nach Belieben auch durch andere Sorten, z. B. Birnen- oder Pflaumenkompott (K, ohne Zuckerzusatz), ersetzen.

Gemüsesaft

200 ml Gemüsesaft

Zutaten: 400 g Mixed Pickles (K) | 200 g Roastbeef-Aufschnitt 2 TL Meerrettich (K) Salz | Pfeffer

Roastbeef mit Mixed Pickles

Die Mixed Pickles gut abtropfen lassen. Das Roastbeef mit Meerrettich und den Mixed Pickles auf einem Teller anrichten. Sichtbares Fett von dem Fleisch abschneiden und nicht mitessen.

Variante: Das Roastbeef können Sie auch durch mageren Schweinebraten ersetzen.

Obst nach Belieben

Wählen Sie aus der Liste auf Seite 55 eine Portion frisches Obst.

Spinattopf mit Bohnen

Den Rahmspinat nach Packungsanweisung erhitzen. Etwas Brühe und die Schinkenwürfel zugeben. Die Bohnen gut abspülen und in dem Spinat erhitzen. Mit Salz und Pfeffer abschmecken.

Variante: Statt der weißen Bohnen können Sie auch Kidneybohnen (K), Linsen (K) oder Kichererbsen (K) verwenden.

Zutaten: 400 g Rahmspinat (TK)
100 ml Gemüsebrühe (Instant)
50 g rohe Schinkenwürfel, ohne Fettrand
100 g weiße Bohnen (K)
Salz | Pfeffer

4

Tag 6

Mein Plan für heute:
Frühstück: Nektarine auf Camembert
Snack 1: Gemüsesaft
Mahlzeit 1: Seelachs auf Pfannengemüse
Snack 2: Obst nach Belieben
Mahlzeit 2: Bohnentopf mit Ziegenkäse

Zutaten: 1 Scheibe Roggenvollkornbrot 50 g Kräuterquark 30 g Camembert oder Weichkäse (50 % Fett i. Tr.) | 1 Nektarine

Nektarine auf Camembert

Das Brot mit dem Kräuterquark bestreichen und mit dem Käse belegen. Die Nektarine waschen, entkernen, in Spalten schneiden und das Brot mit den Spalten belegen oder die Nektarine einfach zu dem Brot essen.

Variante: Die Nektarine können Sie auch durch Pfirsich, Apfel oder Birne ersetzen.

Gemüsesaft

200 ml Tomatensaft

Zutaten: 400 g italienisches Pfannengemüse (TK) | 100 ml Gemüsebrühe (Instant oder Fond) 250 g Seelachsfilet (frisch, TK), ohne Panade | Salz | Pfeffer

Seelachs auf Pfannengemüse

Das Gemüse nach Packungsanweisung in einer Pfanne erhitzen. Mit der Brühe verfeinern. Den Fisch gut abspülen und trocken tupfen. Mit Salz und Pfeffer würzen, auf das Gemüse legen und bei geschlossenem Deckel etwa 10 Minuten gar ziehen lassen.

Variante: Sie können nach Belieben auch mexikanisches oder asiatisches Pfannengemüse zum Seelachs genießen.

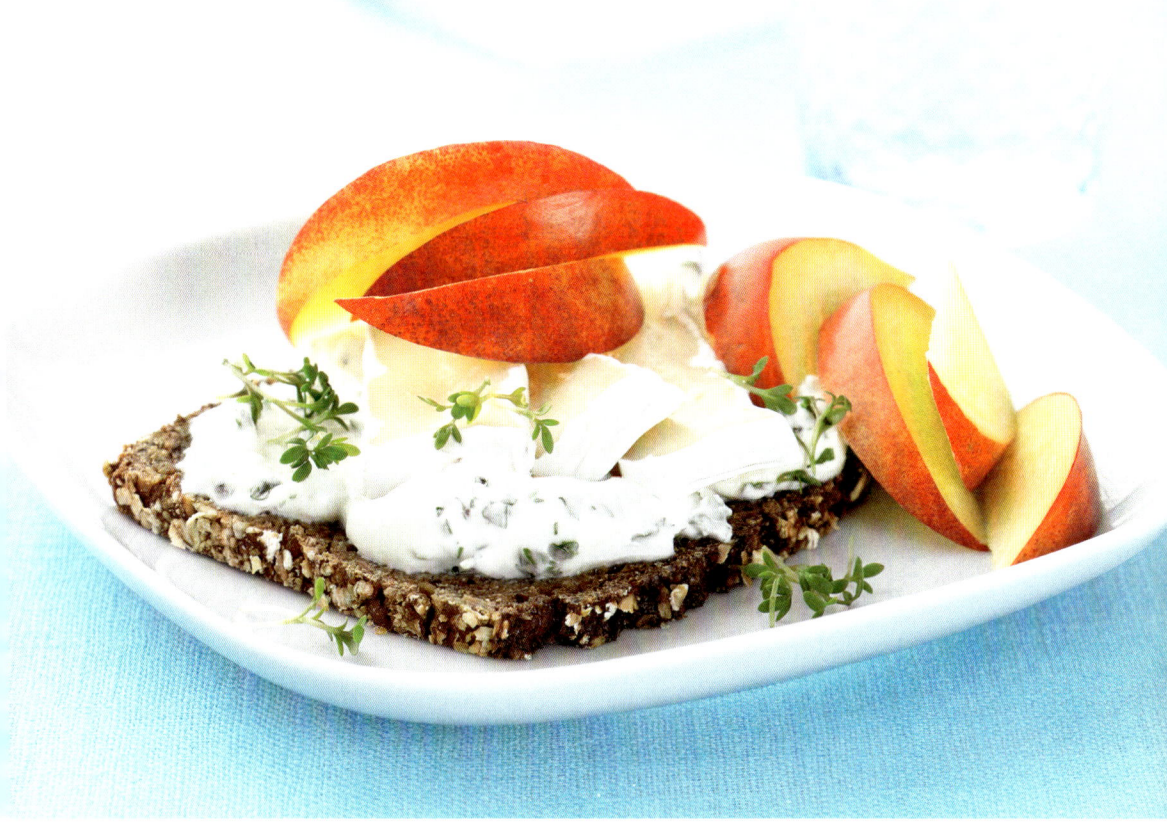

Obst nach Belieben

Wählen Sie aus der Liste auf Seite 55 eine Portion frisches Obst.

Bohnentopf mit Ziegenkäse

Die Bohnen kalt abspülen und abtropfen lassen. Zusammen mit Brühe, Tomatenstücken und Thymian in einem Topf aufkochen. Etwa 10 Minuten leise kochen lassen. Den Bohnentopf mit Salz, Pfeffer und Balsamico-Essig abschmecken. Den Ziegenkäse in Würfel schneiden und langsam in der Suppe erwärmen.

Variante: Statt Ziegenkäse können Sie auch Schafskäse verwenden.

Zutaten: 150 g Kidney-bohnen (K)
150 ml Gemüsebrühe (Instant)
200 g Tomatenstücke (K)
1 TL Thymian (T)
Salz | Pfeffer
1 EL Balsamico-Essig
50 g Ziegenkäse

4

Tag 7

Mein Plan für heute:
Frühstück: Rhabarberkompott mit Joghurt
Snack 1: Gemüsesaft
Mahlzeit 1: Pesto-Spargel mit Räucherlachs
Snack 2: Rote Bete
Mahlzeit 2: Hähnchen mit Pfirsichkompott

*Zutaten: 200 g Joghurt
(1,5 % Fett) | Süßstoff
1 EL Haferkleieflocken
200 g Rhabarber-
kompott (K), ohne
Zuckerzusatz*

Rhabarberkompott mit Joghurt

Den Joghurt mit Süßstoff abschmecken. Die Haferkleieflocken unter den Joghurt mischen. Das Rhabarberkompott mit dem Joghurt auf einem Teller anrichten.

Variante: Sie können auch Apfel- oder Pfirsichkompott (ohne Zuckerzusatz) verwenden.

Gemüsesaft

200 ml Möhrensaft

*Zutaten: 500 g gekochter
Spargel (TK, K)
1 TL Basilikum-Pesto (K)
50 g Räucherlachs
(frisch, K, C)
100 g Kräuterquark
Salz | Pfeffer*

Pesto-Spargel mit Räucherlachs

Tiefgekühlten Spargel nach Packungsanweisung zubereiten. Spargel aus dem Glas abtropfen lassen und in einem Topf etwas erwärmen. Das Pesto unter den warmen Spargel mischen. Räucherlachs und Kräuterquark zu dem Spargel servieren. Das Gericht mit Salz und Pfeffer abschmecken.

Tipp: Wenn Sie den Spargel lieber kalt essen möchten, verrühren Sie das Pesto mit 2 TL warmem Wasser und beträufeln den Spargel damit.

Rote Bete

200 g Rote Bete (K)

Hähnchen mit Pfirsichkompott

Das Öl in einer beschichteten Pfanne erhitzen. Das Fleisch darin gut durchbraten. Mit Salz und Pfeffer würzen. Das Pfirsichkompott dazu servieren.

Tipp: Noch schneller geht's mit fertig gebratenem Puten- oder Hähnchenfleisch.

Variante: Sie können jedes Obstkompott verwenden, das keinen Zuckerzusatz enthält.

Zutaten: 1 EL Olivenöl
200 g Hähnchenbrustfilet
(oder Putenbrustfilet)
Salz | Pfeffer
250 g Pfirsichkompott (K),
ohne Zuckerzusatz

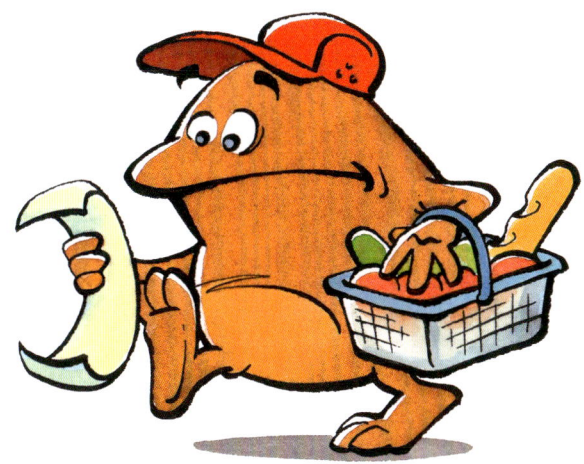

Nach der Diät ist nicht vor der Diät

Sie haben Ihr Ziel erreicht, und es sind einige Pfunde auf der Strecke geblieben? Dann erfreuen Sie sich an dem neuen Körpergefühl, denn Sie haben jetzt wirklich einen Grund, stolz auf Ihren Erfolg zu sein. Gönnen Sie sich eine Belohnung, wie z. B. ein trendiges Outfit, das Ihre neuen Formen zur Geltung bringt.

Mit Erfolg zu einem neuen Körpergefühl

Jedes Abspeckprogramm hat einmal ein Ende und das ist auch gut so. Schließlich soll das »Diäten« ja nicht zu einem Dauerzustand werden. Mit dem Programm des Kochmuffels beugen Sie dem gefürchteten Jo-Jo-Effekt, also der schnellen Gewichtszunahme nach einer Diät, weitgehend vor. Trotzdem sollten Sie das Prinzip der Kochmuffeldiät noch eine Zeit lang beherzigen, wenn auch nicht so streng. Ihr Körper muss sich jetzt erst einmal an das neue Gewicht gewöhnen, und dazu braucht er etwas Zeit. Denn die verlorenen Fettpölsterchen sind in den Signalstellen Ihres Stoffwechsels noch nicht vergessen und das Bestreben sie wieder aufzufüllen wird noch eine Weile anhalten. Sie sind mit Ihrem Figurproblem als noch nicht so richtig über den Berg.

Gerade in der ersten Zeit nach dem Abspecken sollten Sie Ihr Gewicht regelmäßig kontrollieren und auch das Maßband ab und zu einsetzen. Wenn Sie merken, dass die Pfunde wieder wachsen und gedeihen, rate ich Ihnen dazu, sofort einzugreifen. Legen Sie einfach ein paar Tage aus dem Kochmuffel-Programm ein, ehe sich wieder ein größeres Gewichtsproblem entwickelt.

Tipps, wie Sie Ihr Gewicht halten

◆ Versuchen Sie auch weiterhin, jeden Tag fünf Portionen Obst und Gemüse zu verspeisen. Sicher haben Sie bemerkt, welche Wohltat das für Ihren Körper ist.

◆ Setzen Sie bei Milchprodukten auch zukünftig auf die fettärmeren Varianten, so können Sie größere Portionen genießen. Gönnen Sie sich aber ab und zu auch einen fettreichen Käse, wenn Ihnen danach ist, und genießen Sie diesen dann ganz bewusst.

◆ Wählen Sie bei Brotmahlzeiten so oft wie möglich Vollkornbrot.

◆ Sie dürfen jetzt auch wieder bei Kartoffeln, Reis und Nudeln zugreifen. Geben Sie dabei Kartoffeln den Vorzug, denn sie liefern auch viele wertvolle Vitalstoffe. Ideal sind Pellkartoffeln oder Ofenkartoffeln.

◆ Wählen Sie bei Reisgerichten möglichst Vollkornreis. Er macht einfach länger satt und enthält Vitamine und Mineralstoffe.

◆ Auch Vollkornnudeln sind die besseren Sattmacher. Bevorzugen Sie Tomatensauce und essen Sie Nudeln mit Sahnesaucen eher selten.

◆ Wenn sich der kleine Hunger meldet, geben Sie dem Gefühl nach, damit kein Heißhunger aufkommt. Stillen Sie Hungergefühle niemals mit Süßigkeiten. Gönnen Sie sich lieber Obst mit Quark oder Joghurt, einen kleinen Salat oder eine wärmende Suppe.

◆ Setzen Sie regelmäßig einige Gerichte des Kochmuffels auf Ihren Speiseplan, so schützen Sie sich vor der Rückkehr des Hüftgoldes.

Kleine Tricks mit großer Wirkung

◆ Ersetzen Sie Butter auf dem Brot durch Quark, Senf oder Tomatenmark.

◆ Obstkompott ist eine gute Alternative zu Marmelade auf dem Brot.

◆ Belegen Sie Brote auch mit Salatblättern, Paprikastreifen, Gurken- oder Tomatenscheiben, dann schmecken sie gleich viel frischer.

◆ Ersetzen Sie Salami, Fleischwurst, Leberkäse, Blut- und Leberwurst öfter durch Schinken oder Bratenaufschnitt.

◆ Greifen Sie am Kuchen-Buffet zu Hefekuchen, Quarkgebäck oder Obsttorten.

◆ Wählen Sie bei Eiscreme lieber die Fruchtsorten.

◆ Trinken Sie Fruchtsaft nicht als Durstlöscher, sondern betrachten Sie ihn als Zwischenmahlzeit.

◆ Beobachten Sie sich ein wenig, denn Appetit ist beispielsweise nicht gleich Hunger. Der Duft von frischen Brötchen, der süße Geruch aus der Konditorei oder das kräftige Grillaroma, das aus der Bratwurstbude strömt, führen nicht selten dazu, dass uns das Wasser

Tipp

Weniger ist oft mehr

Wenn Sie XXL- Packungen kaufen, füllen Sie den Inhalt zu Hause in kleinere Portionen um, denn es fällt ganz schön schwer, eine halbvolle Tüte oder die angebrochene Schokolade wegzulegen. Achten Sie auf den Preis, denn manchmal ist es sogar billiger, die gleiche Menge in kleinen Verpackungen zu kaufen.

förmlich im Mund zusammenläuft. Der Verzicht ist jetzt nicht einfach – aber stellen Sie sich in diesen Situationen einmal die Frage: Habe ich jetzt wirklich Hunger? Würden Sie jetzt auch eine Möhre oder ein Stück trockenes Brot essen? Vielleicht können Sie sich so selbst ein wenig austricksen.

Vorsicht! Hier lauern echte Figurfallen

◆ Schnell verfügbare Kohlenhydrate (aus Zucker, Reis, Kartoffeln, Weißbrot oder Nudeln) polstern besonders in Verbindung mit Fett das Hüftgold schnell wieder auf. Machen Sie eher einen Bogen um: Kartoffelchips, Erdnussflips, Pommes, Kartoffelpuffer, Bratkartoffeln, Nudeln mit fetter Sauce, Weißbrot mit fetter Wurst/Käse oder purer Butter.

◆ Verzichten Sie bei Schnitzeln, Frikadellen oder Fisch auf die panierten Varianten.

◆ Alle Gerichte, die aus der Fritteuse kommen, lassen das Hüftgold sprießen: Pommes oder frittierte Backwaren sind echte Dickmacher. Berliner, Krapfen oder Schmalzgebäck sollten die Ausnahme sein.

◆ Halten Sie sich bei süßen Naschereien mit Zucker zurück: Wählen Sie Süßwaren wie Schokolade, Pralinen oder Kekse nicht als Sattmacher, sondern als einen Genuss nach den Mahlzeiten.

◆ Auch ein Eis am Stiel kann es in sich

haben, wenn es viel Schokolade und Nüsse enthält.

◆ Bedenken Sie: Ein Stück Buttercremetorte oder Sahnekuchen oder ein üppiger Eisbecher ersetzen eine Hauptmahlzeit.

◆ Auch die schnelle Bratwurst vom Imbiss oder der Burger ersetzen ein Hauptgericht.

◆ Vorsicht bei Limonaden und Fruchtsaftgetränken: Diese süßen und zuckerhaltigen Getränke liefern viele Kalorien, lösen aber kein Sättigungsgefühl aus. Wie bei Süßigkeiten gilt deshalb: Nur in Maßen!

Tipp

Vorsicht vor versteckten Fetten!
Bei Fett denkt man sofort an Butter, Margarine, Öl, Speck, Sahne oder Mayonnaise. Dabei kann man die meisten Fette in unseren Lebensmitteln gar nicht sehen. Aber genau diese »versteckten Fette« wandern ziemlich oft in den Mund von uns Kochmuffeln: Wurst, Käse, Kartoffelchips, Schokolade oder dem knusprigen Croissant sieht man auf den ersten Blick einfach nicht an, wie viel Fett wirklich in ihnen steckt. Der Figur zuliebe sollte man hier nicht zu oft zugreifen.

Bewegung hält in Form

Regelmäßige Bewegung ist Ihr bester Verbündeter beim »Halten der Wunschfigur«. Auch wenn Sie nur strammen Schrittes spazieren gehen, kräftigen Sie Ihre Muskulatur bereits und verbrennen Energie. Durch die Stärkung der Muskulatur bauen Sie in Ihrem Körper aktives Gewebe auf, das reichlich Energie – also Kalorien – verbrennt.

Fit durch den Alltag

Lassen Sie öfters mal das Auto stehen, verzichten Sie auf den Aufzug, die Rolltreppe und gehen Sie möglichst viele Strecken zu Fuß. Packen Sie den Drahtesel mal wieder aus. Vielleicht können Sie kleinere Einkäufe mit dem Rad erledigen oder sogar damit zur Arbeit fahren. Dabei müssen Sie sich nicht zu sportlichen Höchstleistungen quälen. Wenn Sie mit hochrotem Kopf nach Luft ringen, tun Sie sich und Ihrem Körper damit keinen Gefallen. Achten Sie darauf, dass Sie bei der Bewegung nie außer Puste geraten. Vielmehr ist von moderatem Sport die Rede: Dreimal die Woche eine halbe Stunde Ausdauer trainieren, davon profitieren die Immunabwehr und das Herz-Kreislauf-System dauerhaft. Das lässt sich übrigens auch mit der Familie oder Freunden realisieren und macht dann gleich doppelt so viel Spaß.
Denken Sie immer daran, dass bereits jeder kleine Schritt, zu dem Sie sich durchringen, Ihre Figur in Form hält. Wenn Sie unsicher sind, wie Sie Ihr Bewegungsprogramm am besten starten, können Sie sich in einem Fitnesscenter oder von Ihrer Krankenkasse beraten lassen. Auch Volkshochschulen oder andere Institutionen bieten oftmals Schnupperkurse oder besondere Kurse für Einsteiger an. Fangen Sie in jedem Fall immer mit kleinen Trainingseinheiten an und steigern Sie die Belastung nur langsam. Setzen Sie dabei auf gelenkschonende Bewegungen wie Spazierengehen, Walken, Radfahren oder Schwimmen.

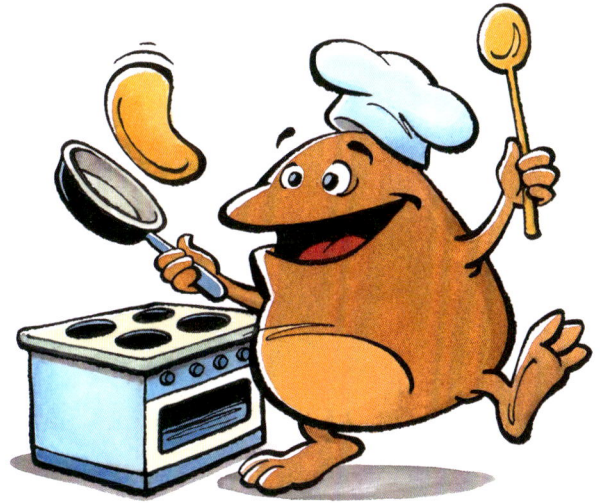

Kochmuffel

(coquinus mufflius)

Kochmuffel sind ausgesprochen gesellige Tierchen. Bei Geburtstagsfeiern, Partys und anderen Festivitäten sind sie daher besonders häufig zu beobachten. Gerne schwingen sie beim ausgelassenen Feiern dann auch mal locker die Hüften und bringen so überflüssige Pfunde ganz einfach zum Schmelzen.

Rezeptregister

Sachregister

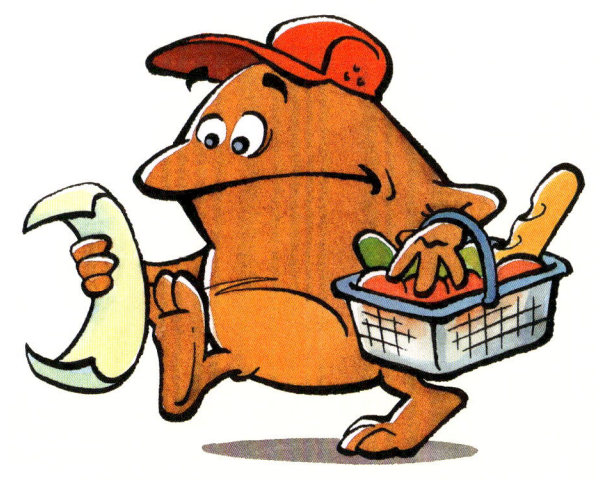

Zur Autorin

Die diplomierte Oecotrophologin Astrid Schobert arbeitet als freie Referentin und Journalistin für Ernährungsfragen. Ihre Schwerpunkte sind dabei die Themen Übergewicht, Fast Food, Funktionelle Lebensmittel und Warenkunde sowie Verbraucherschutz (Schadstoffe in Lebensmitteln, Bio-Produkte, Zusatzstoffe). Seit 2006 entwickelt und betreut die Autorin das Abnehmprogramm www.typendiaet.de im Internet.
Bei Knaur Ratgeber hat Astrid Schobert bereits »Die Zusatzstoff-Ampel« und »Was ist Bio und was nicht?« veröffentlicht.

Danksagung

Ganz herzlich bedanken möchte ich mich bei Kathrin Gritschneder, deren Einsatz es zu verdanken ist, dass der Kochmuffel das Licht der Welt erblicken durfte.
Gleichermaßen danke ich Nadine Widl für die engagierte und liebevolle Betreuung bei der Entstehung dieses Buches.

Ach, da sind Sie ja noch!

Dann wird es jetzt wohl Zeit, Ihnen einmal so richtig auf die Schultern zu klopfen. Ich bin wirklich stolz darauf, dass Sie es so weit gebracht haben. Aber ich habe Ihnen ja schon vor vier Wochen gesagt, dass wir das mit dem Abspecken in den Griff bekommen. Eigentlich schade, dass unsere gemeinsame Zeit jetzt zu Ende geht. Aber wenn der Schuh wieder einmal drückt ... äh, oder vielmehr die Hose kneift ... dann wissen Sie ja jetzt, wo Sie mich finden. Vorerst sage ich aber mal tschüüüüüüüss!

Zu viel für die Lieblingsjeans?

**Einfach leichter
mit Deiner Diät**

• Essen, worauf man Lust hat
• Einfaches Punktesystem
• Kompetenter Expertenrat

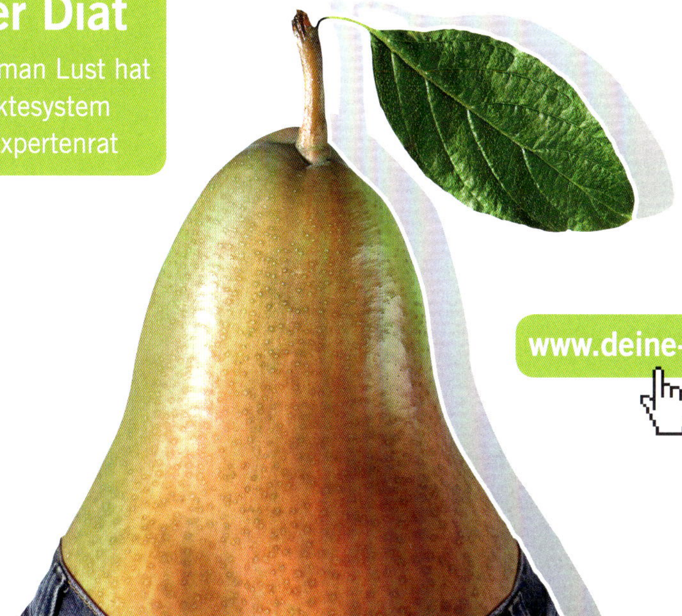

www.deine-diaet.de

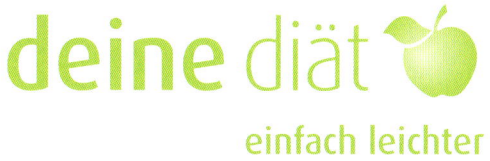

deine diät
einfach leichter

Bibliografische Information der Deutschen Nationalbibliothek

Die Deutsche Nationalbibliothek verzeichnet diese Publikation in der Deutschen Nationalbibliografie; detaillierte bibliografische Daten sind im Internet über http://dnb.d-nb.de abrufbar.

© 2009 Knaur Ratgeber Verlag
Ein Unternehmen der Droemerschen Verlagsanstalt Th. Knaur Nachf.
GmbH & Co. KG, München
Alle Rechte vorbehalten.

Wichtiger Hinweis

Die im Buch veröffentlichten Ratschläge wurden von Verfasserin und Verlag mit größter Sorgfalt erarbeitet und geprüft. Eine Garantie kann jedoch nicht übernommen werden. Ebenso ist eine Haftung der Verfasserin bzw. des Verlages und seiner Beauftragten für Personen-, Sach- oder Vermögensschäden ausgeschlossen.

Projektleitung: Nadine Widl
Redaktion: Damla Özbay
Bildredaktion: Sylvie Busche (Ltg.),
Tanja Lex, Markus Röleke
Fotos: Studio Seiffe, Hamburg
Illustrationen: Christian Moser
Herstellung: Veronika Preisler
Umschlaggestaltung, Layout und Satz:
griesbeckdesign, München
Reproduktion: Repro Ludwig,
A-Zell am See
Druck und Bindung: Firmengruppe
APPL, aprinta druck, Wemding

Printed in Germany

ISBN 978-3-426-64833-9

5   4   3   2   1

Bitte besuchen Sie uns auch im Internet unter der Adresse:
www.knaur-ratgeber.de